Pour lutter

contre les

Maladies Nerveuses

LA DÉFENSE DE LA SANTÉ

Pour lutter contre les maladies nerveuses, par le Dr CONTET, 1903, 1 vol-16, cart.................. .... 1 fr. 50
Pour lutter contre les Maladies des poumons, par le Dr P. AUBERT. 1902, 1 vol. in-16, cart.................•.•....... 1 fr. 50
Pour lutter contre les Maladies de l'estomac, par le Dr P. AUBERT. 1902, 1 vol. in-16, cart................•.•.......... 1 fr. 50

BOUCHUT. — **Du Nervosisme aigu et chronique et des Maladies nerveuses.** 2e *édition*, 1 vol. in-8................... 6 fr.
BOUVERET. — **La Neurasthénie** (épuisement nerveux). 2e *édition*, 1 vol. in-8 de 480 pages......................• 6 fr.
CERISE. — **Influence de l'Education physique et morale** sur la production de la surexcitation du système nerveux. 1 vol.... 8 fr.
CULLERRE.— **Les Frontières de la Folie.**, 1 vol. in-16. 3 fr. 50
— **Magnétisme et Hypnotisme.** 3e *édition*, 1892. 1 vol. in-16, 300 p. et 30 figures...................... 3 fr. 50
— **Nervosisme et Névroses.** Hygiène des énervés et des névropathes. 2e *édition*, 1 vol. in-16 de 352 pages.................. 3 fr. 50
— **La Thérapeutique suggestive** et ses applications aux maladies nerveuses et mentales. 1893, 1 vol. in-16 de 318 p......... 3 fr. 50
— **Traité pratique des Maladies mentales.** 1 vol. in-18, 608 p., et fig............................. 6 fr.
DAGONET (H. et J.). — **Traité des Maladies mentales.** 1894, 1 vol. gr. in-8, avec 42 photogravures en couleur............ 20 fr.
DÉJERINE et THOMAS (A.). — **Traité des maladies de la moelle épinière.** 1092, 1 vol. in-8, 470 p., avec 162 fig........ 9 fr.
GARNIER (Paul). — **La Folie à Paris.** 1890, 1 vol. in-16, de 424 pages...................... 3 fr. 50
GARNIER (Paul) et COLOLIAN (D.). — **Traité de thérapeutique des Maladies mentales et nerveuses.** 1901, 1 vol. in-8..... 7 fr.
GILLES DE LA TOURETTE. — **Les États neurasthéniques.** 2e *édition*, 1900, 1 vol. in-16, cartonné..................... 1 fr. 50
HAMMOND et LABADIE-LAGRAVE. — **Traité des Maladies du Système nerveux.** 1 vol. gr. in-8, avec 116 fig............ 20 fr.
JAKOB et RÉMOND. — **Atlas Manuel du Système nerveux.** 1900, 1 vol. in-16, avec 78 pl. col., relié..................... 20 fr.
LEFERT. — **La pratique des Maladies du Système nerveux dans les Hôpitaux de Paris.** 1894, 1 volume in-18, cart........., 3 fr.
LEGRAND DU SAULLE. — **Les Hystériques.** 2e *édition*, 1891, 1 vol. in-8................................... 8 fr.
LEYDEN (E.).— **Traité clinique des Maladies de la Moelle épinière.** 1 vol. gr. in-8.......................... 14 fr.

Pour lutter

contre les

Maladies Nerveuses

PAR

Le Dʳ CONTET

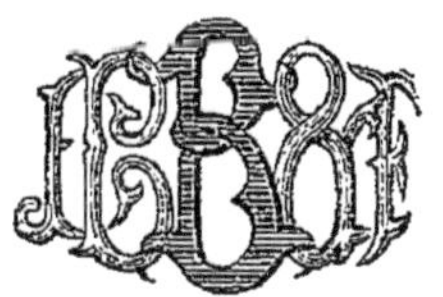

PARIS

LIBRAIRIE J.-B. BAILLIÈRE ET FILS

19, RUE HAUTEFEUILLE, PRÈS DU BOULEVARD SAINT-GERMAIN

1903

POUR LUTTER

CONTRE

LES MALADIES NERVEUSES

PRÉFACE

On pourrait affirmer, sans grande chance de se tromper, qu'il n'y a pas, de nos jours et surtout dans nos agglomérations urbaines, de maladies plus fréquentes que celles qui atteignent le système nerveux! — Mais, d'autre part, il y a lieu de réagir contre la tendance trop fréquente avec laquelle on est porté à répondre à toute question embarrassante en disant simplement : « C'est nerveux, » phrase magique qui dispense et d'un diagnostic et d'un traitement! Une telle pratique, dans laquelle certains médecins sont parfois portés à suivre les gens du monde, est mauvaise; il faut, au contraire, s'attacher à l'analyse minutieuse des symptômes pour tâcher de découvrir la nature intime réelle, du mal et, en particulier, il est indispensable de rechercher si les accidents nerveux ne sont pas sous la dépendance de la souffrance plus ou moins latente d'un autre organe : ce n'est qu'en procédant ainsi que l'on pourra instituer une thérapeutique rationnelle. — Parfois, cependant, la plus fine analyse clinique ne donne aucun renseignement sur la cause des accidents — ou bien encore on se trouve en présence de lésions établies et qu'on ne peut guère compter faire rétrocéder ; il faut alors bien se garder d'abandonner le malade, et se rappeler que soulager est, au moins autant que guérir, le rôle du médecin : il y a même là, dans le cas présent, une nécessité d'autant plus grande qu'il s'agit d'individus qui, du fait même de leur mal, ont une force de résistance morale amoindrie.

C'est pour toutes ces raisons qu'il nous a paru intéressant d'étudier les différents *moyens dont nous disposons pour lutter contre ces maladies.*

Si cette étude tombe entre les mains d'un malade, — ce qui est probable, car le « nerveux » est porté à lire beaucoup et même à lire trop, particulièrement quand il s'agit de ce qui a trait à son mal, — elle lui montrera qu'il est loin d'être abandonné de l'art et des hommes ! S'il en peut tirer alors quelque tranquillité d'esprit, sa lecture, pour une fois, ne lui aura pas été nuisible !

Mais c'est surtout au praticien que nous destinons ce travail, que nous considérons comme un *simple inventaire,* légèrement commenté, de l'arsenal thérapeutique qu'il peut faire entrer en scène pour soulager et, parfois, guérir ces maladies souvent si rebelles !

PREMIÈRE PARTIE

TRAITEMENT PRÉVENTIF DES MALADIES NERVEUSES

Mieux vaut prévenir que guérir.

Toute étude de prophylaxie procède forcément de la connaissance des causes ; nous allons donc avoir à étudier :

1° Comment se produisent les maladies nerveuses ;

2° Comment on peut les prévenir.

CHAPITRE PREMIER

COMMENT SE PRODUISENT LES MALADIES NERVEUSES

Les causes des maladies nerveuses sont de deux sortes :

1° Les unes s'imposent presque fatalement à l'esprit de l'obserteur qui, à tort ou à raison, est amené à établir des rapports entre elles et les accidents : elles ont, en général, surtout la valeur de causes occasionnelles, telles sont l'action de la chaleur, du froid, des traumatismes, des intoxications... ;

2° Les autres ont des rapports plus éloignés en apparence et demandent plus de sagacité et de sens critique pour être rattachées à leurs effets (elles agissent, en général, surtout à titre de prédisposition : telles sont l'influence de l'âge, du sexe, de la race et surtout de l'hérédité).

Nous allons les étudier et chercher quelle est l'importance de chacune d'elles.

1° **Action du froid.** — Il n'est peut-être aucun trouble organique qui n'ait été attribué au froid. On lui a surtout attribué : 1° certaines névrites accompagnées de troubles trophiques, tels qu'on les rencontre chez les individus qui ont eu les membres gelés ; 2° des névralgies ; 3° des paralysies. De tous ces accidents, il n'y a guère que les premiers dont l'origine *a frigore* soit indiscutable; pour les autres, on peut souvent relever l'influence d'autres facteurs, de la compression, par exemple.

2° **Action de la chaleur**. — La chaleur a été beaucoup moins incriminée que le froid; elle peut cependant — et par une action complexe d'ailleurs — occasionner des accidents graves dans la production desquels le système nerveux a une large part; tel est le cas de l'insolation et, d'une façon plus générale, des coups de chaleur.

3° **Action des traumatismes**. — Le traumatisme a, au point de vue de la production des maladies, une réputation presque aussi chargée que celle du froid. Or, il y a lieu de distinguer plusieurs cas :

1. Tantôt le rapport de cause à effet entre le traumatisme et les troubles nerveux consécutifs s'impose à l'esprit; tel est le cas des accidents cérébraux succédant à une fracture du crâne ou des traumatismes obstétricaux amenant des hémorragies méningées;

2. D'autres fois, les rapports sont moins nets : tel est le cas de la méningite tuberculeuse, dans laquelle il n'est pas rare d'entendre incriminer un traumatisme crânien, ordinairement léger, subi un temps plus ou moins long auparavant; or, on peut tout au plus lui attribuer la valeur d'une cause de localisation ou bien d'exagération d'une affection latente;

3. Parfois enfin le rapport de causalité est si peu net que l'on a été obligé de créer un nom spécial pour désigner les accidents produits (*accidents épitraumatiques*). C'est dans cette catégorie que rentrent les troubles généraux graves, avec dépression profonde et même état comateux, qui se montrent, souvent en l'absence de toute blessure, lors des grandes catastrophes, des accidents de chemin de fer par exemple (*railway spine* des Anglais). Ce sont encore les accidents à caractères hystériques (contractures, paralysies, perte d'un ou plusieurs sens) que Charcot rattache à la grande névrose sous le nom d'*hystéro-traumatisme* (cette opinion de Charcot que le traumatisme peut, en dehors de l'intervention de lésions matérielles, créer des névroses est aujourd'hui presque universellement acceptée).

4° **Action des intoxications**. — Les intoxications peuvent se diviser en intoxications dues à des poisons venus du dehors, poisons minéraux (le plomb par exemple) et poisons végétaux (strychnine), et en intoxications dues à des poisons fabriqués à l'intérieur de notre organisme, soit par des microbes, soit par nos cellules elles-mêmes.

Avec la 1re catégorie de poisons, les accidents qui peuvent se produire du côté du système nerveux sont des coliques, des paralysies, etc., pour le plomb ; des spasmes et des contractures pour la strychnine, etc.

Dans la 2e catégorie on connaît l'action du microbe du tétanos qui produit des accidents analogues à ceux de la strychnine etc'est par l'intermédiaire des produits qu'il sécrète qu'il les provoque.

Il n'est pas rare, d'autre part, de rencontrer des troubles mentaux, du délire, au cours des maladies fébriles : là encore, c'est l'action des produits sécrétés par les microbes qui est en jeu.

A côté de l'action des substances produites par les microbes, il faut placer l'action de celles que produisent nos cellules organiques : normalement elles sont éliminées ou détruites, mais que ce travail de défense soit supprimé ou rendu insuffisant, comme c'est le cas quand le foie et le rein ne fonctionnent plus, apparaissent des accidents (l'ictère grave, l'urémie) dans lesquels le système nerveux a la plus large part.

On va même plus loin et M. Bouchard a montré que, dans la dilatation de l'estomac, les troubles nerveux étaient extrêmement fréquents : le caractère des dyspeptiques, et leur état hypocondriaque si fréquent, selon cet auteur, relèveraient de l'intoxication par les produits de fermentation si abondants dans ces circonstances.

De là à considérer tous les malades atteints d'affections nerveuses d'ordre purement fonctionnel comme des intoxiqués, il n'y avait qu'un pas (c'est là une donnée importante pour le traitement).

5º **Action des infections**. — Hors certains cas où ils agissent directement par compression ou par irritation mécanique du fait des exsudats ou des néoplasies auxquels ils donnent naissance, les microbes agissent surtout par leurs sécrétions, c'est-à-dire par intoxication.

6º **Action des troubles circulatoires : anémie,**

congestion, etc. — Rien n'est encore plus fréquent que d'entendre parler d'anémie et de congestion cérébrale et cependant ces mots ne répondent plus à une idée bien nette :

L'anémie cérébrale peut résulter soit de l'anémie générale succédant, par exemple, à une grande perte de sang, soit de troubles cardiaques (arrivée d'une insuffisante ondée sanguine dans l'encéphale), soit enfin de l'action de substances qui agissent sur le système nerveux en faisant resserrer les vaisseaux. Dans le premier cas, on a affaire à un anémique, et c'est du traitement de cette maladie que les accidents sont justiciables ; dans le deuxième, on a affaire à un cardiaque et c'est sur le cœur que doivent porter nos soins ; ce n'est donc guère que dans le troisième que nos efforts doivent être dirigés sur le système nerveux (sur les nerfs vaso-moteurs).

De même, la congestion peut résulter soit de l'arrêt d'un flux hémorragique périodique (menstruel, hémorroïdaire...), soit de l'hypertrophie du cœur (arrivée d'une ondée sanguine excessive), soit d'une action de vaso-dilatation : ce dernier cas seul rentre ici encore dans le cadre de la pathologie nerveuse proprement dite.

Enfin, à côté des modifications dans la composition et la masse du sang, à côté des modifications dans la circulation, il faut placer les modifications de structure des vaisseaux. Ceux-ci se désorganisent parfois, deviennent durs, rigides, cassants et peuvent se rompre (créant l'hémorragie cérébrale) ou bien s'obstruer (amenant le ramollissement). Or, ce travail est toujours d'origine toxique et dû soit aux poisons fabriqués par nos cellules et insuffisamment éliminés, soit aux poisons d'origine externe, le plomb, par exemple, soit aux poisons microbiens (virus syphilitique surtout).

7° **Causes agissant surtout à titre de prédisposition.** — Chacune des causes que nous venons de passer en revue peut agir pour son compte : par exemple, la syphilis, l'alcoolisme peuvent provoquer chez un sujet parfaitement sain antérieurement et appartenant à une famille sans tare aucune, des accidents nerveux graves. Cependant, il n'y a dans cette localisation de la maladie rien de fatal et il faut chercher à expliquer pourquoi tel syphilitique a seulement des accidents du côté de la peau, des muqueuses, des os et pourquoi tel autre, au contraire, présente rapidement des troubles nerveux : c'est alors que l'on fait intervenir l'action des causes prédisposantes : le *sexe*, l'*âge*, la *race*, le *surmenage*, les *passions dépressives*, la *misère* et surtout les *maladies des générateurs*, autrement dit l'*influence héréditaire*. Passons ces causes en revue.

a) **Sexe.** — Le sexe n'a guère d'importance au point de vue de la production des maladies nerveuses : si l'hystérie, par exemple, a été longtemps considérée comme l'apanage exclusif de la femme, on sait aujourd'hui qu'elle se rencontre aussi, chez l'homme; pour ce qui est de la folie, on trouverait, selon Foville, dans les asiles, réunis à la fois une plus grande proportion de femmes que d'hommes, mais, par contre, si on s'en rapporte, non plus au nombre d'individus enfermés, mais au chiffre des entrées, on trouve une proportion inverse (troublante constatation qui ne pourrait même s'expliquer que par l'hypothèse que les hommes meurent ou guérissent plus vite que les femmes).

b) **Age.** — A tous les âges, on trouve des accidents nerveux : depuis les convulsions des nourrissons jusqu'au ramollissement cérébral et à la démence sénile, en passant par l'idiotie de la première enfance et la folie de l'adulte.

Cette influence intervient donc plutôt dans la détermination de la nature des accidents : pendant la période du développement, les centres subissent un travail intense d'accroissement, ce sont donc les maladies nerveuses de nature inflammatoire et infectieuse qui se montrent, tandis que, dans les âges plus avancés, on rencontrerait plutôt les accidents d'origine toxique et d'origine dégénératrice. Cette règle n'a d'ailleurs rien d'absolu (1).

c) **Race.** — La rare juive est fortement prédisposée aux névroses, à l'hystérie en particulier, et, par contre, les races arabes,

(1) Les accidents attribués à la *croissance* n'en relèvent donc qu'indirectement et s'expliquent par ce fait que les processus morbides se localisent surtout dans les organes doués de la plus grande activité. Toutefois, il ne faudrait pas nier complètement les accidents relevant de la croissance seule, si nous nous en rapportons au cas de Bouchut où : « un jeune homme de 21 ans, qui avait grandi de 12 centimètres en 6 mois, présenta une paraplégie dont la durée fut très longue, et, à propos de ce fait, il émet l'hypothèse que les membres inférieurs, en grandissant, auraient distendu ou tiraillé la moëlle et les nerfs qui en sortent. »

chez lesquelles la syphilis est pourtant extrêmement fréquente, sont très rarement atteintes de tabès ou de paralysie générale. Cette question se lie d'ailleurs à celles de civilisation et d'hérédité et elle est mal étudiée, les faits n'ayant été convenablement observés depuis un temps suffisant que dans nos races européennes.

d) **Civilisation.** — Le degré de civilisation semble avoir une influence réelle et il paraîtrait que, à mesure que l'homme s'éloigne de l'état de nature, qu'il développe et exerce plus son intelligence et son cerveau, les troubles du système nerveux deviennent plus fréquents, ce qui, en somme, est conforme à cette loi de pathologie générale que les maladies atteignent de préférence les organes dont le fonctionnement est le plus actif.

e) **Etat social.** — Pour des raisons différentes, les professions à travail intellectuel actif, le célibat chez l'homme, le veuvage chez la femme prédisposeraient aux maladies nerveuses. La misère agissant, sans doute, en tant que cause d'affaiblissement, aurait également un rôle important et on a fait remarquer que la plupart des prétendus possédés du moyen-âge « étaient des individus à alimentation notoirement insuffisante ».

f) **Passions dépressives.** —Elles auraient une certaine importance quoique l'action du chagrin ait été fortement exagérée : les cas où il est tellement violent que le sujet est incapable de se relever confinent déjà à un état morbide et seraient surtout le fait d'individus prédisposés aux névropathies et aux psychoses par leurs antécédents personnels ou héréditaires.

On a encore incriminé les *spéculations exagérées*, les *excès vénériens*, les *passions érotiques*, mais souvent, pour un clinicien avisé, ces prétendues causes ne sont que les premiers symptômes d'une psychose en voie d'évolution, de la paralysie générale en particulier.

g) **Surmenage intellectuel.** — Il y a là une cause très importante de maladies nerveuses sur laquelle nous aurons à revenir à propos de la prophylaxie.

h) **Hérédité.** — L'hérédité, c'est-à-dire la « condition organique d'après laquelle les ascendants transmettent certaines particularités physiques ou morales de leur être à leurs descendants, » voilà la cause prédisposante par excellence aux maladies nerveuses ! En effet, la « disposition maladive se transmet aux descendants qui, de plus, restent soumis aux mêmes causes de dégénération primordiales que leurs ancêtres, les effets se cumulent donc et la dégénérescence se manifeste avec une intensité remarquable (1) ».

Mais il faut distinguer plusieurs cas :

1° Le descendant peut être atteint de la même maladie que son générateur ;

2° Il peut être atteint d'une maladie différente, mais de même famille que celle de son générateur : un épileptique peut, par exemple, engendrer un idiot ou bien encore un futur aliéné ; un alcoolique a « des enfants qui sont particulièrement sujets aux affections cérébrales les plus variées : idiotie, convulsions, éclampsie, aliénation, tendance au crime... et on ne peut attribuer ces effets à une simple coïncidence accidentelle, mais il faut les mettre, sans aucun doute, sur le compte de l'alcoolisme des parents qui a infecté le germe de leur progéniture. » Mais l'alcoolique peut aussi léguer à son descendant son vice même et ce, en dépit de toute contagion par imitation : c'est le cas de la *dipsomanie* dans laquelle des individus à tare alcoolique héréditaire présentent, par périodes, une obsession spéciale qui les porte à faire abus des boissons alcooliques) ;

3° Enfin les choses peuvent être encore plus compliquées : un goutteux, par exemple, peut avoir, parmi sa descendance, un goutteux, un eczémateux, un lithiasique, un névropathe ; ou bien encore un de ses descendants peut être successivement atteint de convulsions dans sa première enfance, d'eczéma dans son adolescence, de goutte ou de coliques néphrétiques à l'âge adulte, et, ensuite, d'accidents nerveux.

Ces faits amènent donc à la conception d'un groupe de maladies dissemblables, mais reliées par des liens de parenté tels qu'elles peuvent se succéder ou se remplacer, c'est ce qu'on appelle une

---

(1) Il est bien évident, d'autre part, que, comme le fait encore remarquer Bœckel, si les qualités physiques, aussi bien que les aberrations morales et intellectuelles, se transmettent des générateurs aux descendants, il y a des cas où il faut faire intervenir, pour une large part, dans la genèse des accidents, les mauvais exemples et l'éducation vicieuse de l'enfant.

diathèse : dans le cas particulier, c'est la *diathèse neuro-arthritique,* Charcot ayant démontré que les anciennes diathèses arthritique et nerveuse se confondaient. Tout descendant d'un individu atteint d'une des maladies de ce groupe doit donc être considéré comme suspect et en imminence de troubles nerveux à un moment donné de son existence, il doit, par suite, être traité en conséquence.

i) **Consanguinité.** — En fait, elle n'est pas par elle-même une source de dégénérescence ; au contraire, les qualités se transmettant, comme le font valoir les éleveurs de chevaux, « le moyen de conserver à une *race pure et saine* toute sa noblesse, serait de fuir les croisements, ceux-ci n'étant utiles que pour relever une race déjà atteinte d'un commencement de dégénération. Mais les défauts peuvent se transmettre aussi, et « quand les parents apportent des tendances dégénératives, puisées à une source commune, il n'est pas étonnant que leurs produits les manifestent à une puissance plus élevée ; l'effet va donc rapidement se cumulant jusqu'à la destruction de la famille et de l'espèce ». Sans danger tant qu'il s'agit de familles complètement saines, la consanguinité exagère donc les défauts et les tares quand il en existe, voilà son véritable mode d'action !

CHAPITRE II

COMMENT ON PEUT PRÉVENIR LES MALADIES NERVEUSES

D'après ce que nous venons de voir à propos des causes des maladies nerveuses, nous conclurons que, pour les éviter, il faut fuir les traumatismes, infections, intoxications..., c'est-à-dire, en somme, se conformer aux lois de l'hygiène générale ; et en outre lutter contre l'hérédité dont nous avons vu le rôle prépondérant. Quoique tout le monde ait intérêt à appliquer les préceptes que nous allons étudier, c'est donc presque exclusivement le sujet prédisposé héréditairement que nous aurons en vue.

10 — MOYENS DE RECONNAITRE LE PRÉDISPOSÉ

Outre les renseignements tirés de l'étude de son passé personnel et de celui de sa famille (tant en ligne directe qu'en ligne collatérale) le prédisposé aux maladies du système nerveux se reconnaît à un certain nombre de signes ou stigmates ; *ces stigmates de dégénérescence* ne se rencontrent d'ailleurs que rarement au complet, mais la présence de quelques-uns d'entre eux doit mettre l'esprit du clinicien en éveil. Ils sont de deux ordres : physiques ou mentaux.

a) **Stigmates physiques.** — Ce sont le bec-de-lièvre, le prognathisme, la bifidité du voile du palais, la forme ogivale de la voûte palatine, les malformations du crâne, l'asymétrie de la face, l'asymétrie des bosses frontales et des arcades sourcilières, la scoliose, les malformations des membres, les malformations viscérales (organes déplacés, dextrocardie...),le nanisme, les malformations génitales (hermaphrodisme, hypospadias), et enfin les *malformations de l'oreille* (absence de l'hélix, de l'anthélix, oreille déplissée, absence de tragus, inclinaison de l'oreille très en avant, adhérence du lobule, tubercule de Darwin...).

b) **Stigmates mentaux.**— Ce sont l'extrême impressionnabilité (par conséquent on attachera la plus grande importance à l'état craintif exagéré des enfants, à leur sensibilité extrême à la moindre réprimande, à leur puissance affective excessive, à leur jalousie), l'absence, la perversion ou l'état rudimentaire du sens moral et surtout certains syndromes épisodiques (qui sont déjà plus que de simples stigmates) : onomatomanie (1), agoraphobie (2), claustrophobie (3), kleptomanie (4).

2⁰ — MOYENS DE LUTTER CONTRE LA PRÉDISPOSITION

Ces moyens sont basés les uns sur l'hygiène corporelle, les autres sur l'hygiène intellectuelle et morale, enfin il faut leur ajouter des adjuvants fort utiles : hydrothérapie, etc.

(1) Habitude de répéter continuellement les mêmes mots.
(2) Angoisse extrême à l'idée de traverser un endroit découvert, une place par exemple.
(3) Ou de rester seul dans une pièce.
(4) Manie de voler.

I. — HYGIÈNE CORPORELLE

L'utilité de tenir le corps en bon état pour résister aux affections nerveuses a été reconnue de tout temps.

a) **Pendant la 1ʳᵉ enfance.** — Avec une hygiène convenable de la grossesse(1), avec un allaitement rationnel et intelligemment conduit, avec un sevrage tardif et amené progressivement, en évitant enfin toute cause d'intoxication alcoolique chez la nourrice, on se mettra à l'abri des troubles nerveux si fréquents dans la 1ʳᵉ enfance.

b) **Dans la 2ᵉ enfance, l'adolescence et l'âge adulte.** — Ce sont encore les recommandations hygiéniques relatives aux substances ingérées (aliments et boissons) que nous retrouvons au premier plan.

1º **Alimentation proprement dite.** — **Régime alimentaire.** — L'alimentation carnée jouit d'un pouvoir excitant indéniable (quoique les effets graves (2) du genre de ceux que rapportent certains auteurs végétariens soient exceptionnels); il y aurait donc avantage à en modérer l'usage, surtout chez les sujets prédisposés par leur hérédité aux accidents nerveux : enfants, ils doivent commencer très tard à en user (dans la 2ᵉ et la 3ᵉ année, le lait, les œufs, les substances farineuses et féculentes doivent constituer toute leur alimentation et tout au plus peut-on y ajouter de loin en loin quelques aliments phosphorés d'origine animale, tels que de la cervelle, du blanc de poisson bien frais); adolescents, ils ne doivent en manger qu'en petite quantité et de telle façon qu'elle ne forme que la *partie accessoire* de leur alimentation (3).

---

(1) Pendant la grossesse et l'allaitement il faut éviter toute cause d'intoxication (alcool), car tout abus de boissons alcooliques (même de vin) chez une nourrice peut se traduire par des convulsions chez son nourrisson. Toute faute d'allaitement (gavage) se traduit, d'autre part, par des troubles gastro intestinaux qui sont la grande cause des convulsions de l'enfance.

(2) Le Dʳ Thompson cite, par exemple, une observation de véritable ivresse survenue à la suite d'un repas carné chez des individus non accoutumés à cette alimentation.

(3) Le triomphe apparent des Végétariens dans certains cas tient simplement à ce que la viande, très riche en principes alimentaires sous un faible volume, expose à la suralimentation, avec toutes ses conséquences, tandis que les substances végétales amènent la sensation de satiété avant d'avoir pu produire le même effet.

2º Boissons. — Les boissons alcooliques sont particulièrement dangereuses pour ceux qui sont prédisposés aux affections nerveuses.

Il faut éviter de donner, comme on le fait, malheureusement trop souvent, même pour des nourrissons (et ce, dans des milieux où l'hérédité est d'ordinaire très chargée), des boissons alcooliques sous prétexte de fortifier : la boisson naturelle de l'enfant, jusqu'à un âge avancé, c'est le lait, que l'on remplacera plus tard, s'il s'en dégoûte, par de l'eau (sous une forme quelconque : eau simple, minérale faible, infusion aromatique : tilleul, camomille, pensée sauvage, décoction de céréales). Quant au vin, il est préférable d'en retarder l'usage : en effet, s'il n'est pas nuisible quand il est employé avec mesure et chez un sujet suffisamment avancé en âge, il est toujours inutile à la vie ; pourquoi donc en éveiller le goût chez l'enfant ?

Dans le même ordre d'idées, on ne saurait trop mettre en garde contre l'emploi inconsidéré des préparations pharmaceutiques à base de vin ou d'alcool sans l'aide desquelles beaucoup de personnes ne croiraient pas possible d'élever un enfant ; or, il y a là une source d'accidents variés, parfois difficiles à rattacher à leur véritable cause (*alcoolisme thérapeutique*), tenant à ce que l'on oublie que l'alcool (sous une forme quelconque) est un produit pharmaceutique *actif* et qui ne devrait jamais être employé sans une indication formelle.

A l'âge adulte, ce n'est plus seulement contre l'*usage* des boissons alcooliques qu'il faut mettre en garde, c'est, trop souvent, contre leur *abus* qu'il faut lutter.

Or, l'alcoolisme et l'ivrognerie ne sont pas synonymes : un sujet peut être profondément alcoolique sans avoir jamais été ivre (1), et ce sont les individus « de cette catégorie qui fournissent le grand contingent d'aliénés, de paraplégiques, qui donnent naissance au vaste bataillon des idiots (2) et des épileptiques.

(1) Le sujet qui « supporte bien la boisson », c'est-à-dire qui ne présente jamais de symptômes d'ivresse, peut, de ce chef, absorber des quantités plus considérables d'alcool, il court donc de plus grands dangers que celui qui supporte mal.

(2) D'après Bourneville, sur 1.000 idiots qu'il a observés dans son service de 1880 à 1890, on trouve : 471 fois l'alcoolisme du père, 34 fois celui de la mère, 65 fois les deux réunis.

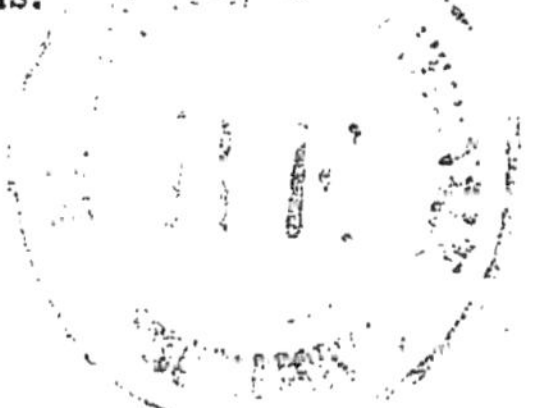

Lutter contre l'alcoolisme, c'est donc lutter, pour une large part, contre la production des maladies nerveuses. » Mais comment faut-il comprendre cette lutte? Il y a trois formules :

1° Pour les uns, les méfaits de l'alcoolisme seraient le fait de la mauvaise qualité des alcools employés et relèveraient de la présence dans ceux-ci d'alcools à poids atomique et à point d'ébullition élevés (alcools supérieurs des chimistes), dont la présence et la saveur désagréable seraient masquées par des essences aromatiques (absinthe...). A une telle conception du mal, on opposait, comme remède, le monopole de la rectification des alcools par l'Etat.

2° D'autres (Lancereaux, Laborde) font remarquer que, depuis quelques années, les manifestations alcooliques tendent à se modifier : tandis qu'autrefois on voyait une ivresse bruyante, mais sans danger pour les autres, aujourd'hui les crimes commis en état d'ébriété sont fréquents (du fait surtout des terribles hallucinations des buveurs); de même, tandis qu'autrefois c'étaient les troubles digestifs (maladies du foie) qui dominaient dans l'alcoolisme chronique, aujourd'hui ce sont les troubles nerveux. Or, en même temps que ces modifications se produisaient, la consommation des boissons alcooliques aromatisées par des substances d'origine végétale (apéritifs divers...) allait en augmentant, de sorte que l'on décrit actuellement, avec Lancereaux, deux grandes formes de l'intoxication alcoolique : *l'absinthisme*, et *l'éthylisme* ou *œnilisme*.

Avec cette conception, la conclusion pratique qui se dégage c'est donc la guerre aux essences aromatiques.

3° Pour d'autres enfin, les causes précédemment invoquées ont certainement de l'importance, mais celle-ci est légère et « ce qui donne aux boissons alcooliques la plus grande partie, ou, pour mieux dire, la presque totalité de leur toxicité, c'est l'alcool éthylique, car, s'il est le moins toxique des composants, il les dépasse tellement en quantité qu'il joue le rôle prépondérant dans l'intoxication alcoolique ». (Joffroy). Ceci nous amène donc à la proscription absolue de toute boisson alcoolique (1).

---

(1) Certains travaux récents, relatés par Duclaux, ont paru, à quelques personnes, un plaidoyer en faveur de l'utilité de l'alcool comme aliment, mais rien dans les conclusions de ces travaux ne permet d'accepter cette opinion.

En fait, chacune de ces formules contient une part de la vérité et l'on peut dire que :

1º Il n'y a pas à proprement parler de bon alcool;

2º Son usage est toujours inutile et peut devenir facilement dangereux, car, avec une substance aussi active, il est difficile de se garer de l'abus ;

3º Le vin et les boissons fermentées, dites hygiéniques, seraient, à la rigueur, en raison surtout de leur faible teneur en alcool, seules acceptables en pratique.

c) **Hygiène spéciale en cas de maladie générale.** — Au cours des maladies infectieuses, quelles qu'elles soient, les prédisposés aux affections du système nerveux sont voués aux manifestations et aux localisations de ce côté : chez eux les pratiques hydrothérapiques (affusions, balnéation...) seront donc particulièrement indiquées, tant à titre de névrosthénique qu'à titre d'anti-infectieux.

Enfin dans la *syphilis*, qu'elle soit héréditaire ou acquise, il faut tout mettre en œuvre pour éviter les localisations si graves et si fréquentes de la maladie sur le système nerveux. Pour cela, *il faut un traitement spécifique institué d'une façon suffisamment précoce, prolongée et intense.* En outre, il faut « tout un ensemble de prescriptions relatives à l'hygiène : telles que éviter le surmenage nerveux, par le travail intellectuel ou la vie de plaisirs, les émotions, les excès vénériens, l'abus d'alcool surtout lorsque l'hérédité, les professions ou les antécédents nerveux rangent le malade dans la classe des prédestinés aux accidents cérébraux ; il faut même se préoccuper de l'hygiène morale des patients et lutter, dans certains cas, contre leur accablement ou leurs alarmes successives ».

II. — HYGIÈNE INTELLECTUELLE.

a) **Education.** — L'éducation mal conduite est souvent la cause favorisante des troubles nerveux. Dans le jeune âge, *on évitera donc les récits effrayants et les spectacles terrifiants* qui mettent en jeu l'imagination de l'enfant (il n'y a pas de moyen plus détestable et plus dangereux que celui-là d'obtenir l'obéissance.

On se gardera en outre également d'une *sévérité excessive et d'une tolérance ridicule*, car la première « réprime toute initiative et dépose dans l'intelligence un germe de dépression mélancolique que l'avenir se chargera trop tôt de développer »; quant à la seconde, qui « laisse l'habitude de voir tous les caprices satisfaits, l'esprit étranger à tout travail, le caractère ennemi de toute contrainte, elle ne prépare pas suffisamment à la lutte de la vie. C'est sous l'influence de ces vices d'éducation ou des conditions héréditaires fâcheuses que se produisent le plus souvent ces excentricités de caractère, ces singularités de conduite, ces susceptibilités nerveuses que l'on rencontre si souvent en étudiant les antécédents des aliénés et qui n'étaient elles-mêmes qu'un indice précurseur, qu'une première manifestation du trouble intellectuel dont ils devaient être ultérieurement atteints ».

Enfin, dans certains cas, où un des parents présente des accidents nerveux intenses, ces mesures ne suffisent pas, et il faut, en outre, soustraire l'enfant à cette influence directe.

1º **Education en commun.** — Dujardin-Beaumetz conseillait la pension aux descendants des névropathes. Que faut-il penser de ce mode d'éducation? Il présente à la fois des avantages et des inconvénients : pour ce qui est des premiers, le plus grand est de réunir, par groupes, des sujets d'âge identique, tandis que dans la famille, au contraire, vivent ensemble des gens appartenant à des générations différentes ; or, dans le premier cas, l'écolier vit des émotions simples (son premier chagrin est un jouet brisé ou caché par un camarade, sa première désillusion est de s'être trompé dans le choix d'un ami vers qui une sympathie particulière semblait l'attirer); dans le second, au contraire, l'enfant se trouve, du fait du contact de ses parents et de sa présence au milieu de leur existence journalière, initié prématurément (surtout quand il s'agit d'un milieu de névropathes) aux tristesses, aux souffrances de l'homme fait; ses chagrins ne sont donc plus proportionnés à sa jeunesse, et il ne procède plus dans l'étude de la vie par degrés, comme le petit pensionnaire. A première vue, celui-ci serait donc plus favorisé, mais il subit d'autre part certains inconvénients, tels que ceux qui résultent de l'autorité parfois brutale des maîtres, et en outre, certaines habitudes vicieuses qui se développent presque exclusivement dans les agglomérations.

Mais, avantages et inconvénients peuvent se concilier grâce au régime de la demi-pension où, pendant une partie de la journée, l'enfant vit les émotions de son âge et apprend à plier, à obéir, et s'affine ensuite au contact de ses parents, reçoit les caresses qui lui sont chères et souvent indispensables (quand il s'agit d'une fille surtout) ; il échappe enfin aux autres dangers de la vie collective, car si quelque mauvais germe a été déposé en lui pendant la journée, il n'a pas le temps de se développer. Enfin les parents ont eu eux-mêmes de longues heures pour vivre leurs tristesses personnelles, ils ont donc, le soir, la force de les cacher à l'enfant de façon à lui épargner la notion de tracas disproportionnés avec son âge ; il y aura donc pour lui absence de surmenage moral à laquelle il devra d'acquérir un meilleur développement et d'être mieux armé pour la lutte de la vie.

2° **Instruction.** — Il faut éviter le *surmenage intellectuel* en fuyant la culture forcée (*prématuration*), la compétition acharnée où « les jeunes esprits dépensent dès leurs premières études, tout ce qu'ils ont d'énergie et de valeur » et contribuent à former « ces générations de déséquilibrés qui, suivant l'expression du professeur Landouzy, ont plus de nerfs que de muscles, plus de vapeurs que de volonté ».

b) **Moyens d'éviter le surmenage intellectuel. — Exercice physique.** — Pour ne pas « sacrifier le développement physique au développement cérébral » : il faut donner la plus large part aux exercices physiques, surtout quand il s'agit d'un sujet que ses antécédents de famille ou les stigmates qu'il présente désignent comme candidat aux maladies nerveuses. Ces exercices activent la respiration, la circulation, les combustions et, par suite, la nutrition intime, ils facilitent en outre l'élimination des toxines et combattent la congestion encéphalique provoquée par le travail intellectuel. Il faudra donc éviter que, enfants, ces sujets ne passent leurs récréations à lire ou à bavarder au lieu de courir ou de jouer, et que, adolescents, ils ne consacrent leurs heures de repos à des occupations auxquelles le corps ne prend aucune part (lecture, jeux de cartes...).

A quel genre d'exercice physique faut-il donner la préfé-rence? Jeux? Sports? — Dans l'enfance le meilleur exercice, c'est le jeu (pris de préférence en plein air et avec d'autres enfants du même âge) et il doit sa supériorité à la facilité avec laquelle il est accepté, à la variété qu'il présente et, enfin, à la discipline qu'il impose souvent.

Quant aux *sports*, ils sont surtout utiles à un âge plus avancé, quand le jeu n'est plus accepté; ils représentent alors souvent le seul moyen de faire prendre de l'exercice physique : par exemple, tel sujet, qui répugnerait à une promenade à pied très courte, parcourra plusieurs kilomètres chaque jour à bicyclette ou passera des journées entières à la chasse.

c) **Enseignements spéciaux. — Arts d'agréments.** — Dujardin-Beaumetz avait interdit la musique aux hystériques. Une telle proscription nous paraît excessive, sauf, peut-être, chez certains sujets extraordinairement impressionnables; il y aurait, au contraire, là parfois un moyen de distraire les névropathes sans les fatiguer; mais il faut éviter que cette étude n'augmente le nombre des heures de travail intellectuel et ne prenne sur les heures de repos cérébral.

d) **Choix d'une carrière. — Genre de vie.** — Il est utile d'orienter le jeune névropathe vers un genre de vie qui comporte peu de tourments moraux : on l'écartera donc des carrières à spéculation ou à ambition, des industries actives..... La vie mondaine enfin sera sagement mesurée et réduite, en raison surtout des excitations et des passions violentes qu'elle traîne avec elles.

III. — ADJUVANTS A L'HYGIÈNE GÉNÉRALE[PRÉVENTIVE

Quand il s'agit d'un sujet à hérédité très chargée, il ne faut négliger aucun moyen de conserver la santé physique dans le meilleur état possible : c'est dans ce but que l'on emploiera avec avantage certains adjuvants, tels que les *pratiques hydrothéra-piques, la vie à la campagne, et les cures thermales et climaté-riques.*

a) **Pratiques hydrothérapiques.** — Il serait à souhaiter, dit Béni-Barde, que l'hydrothérapie, comme la gymnastique, fût employée pour concourir à l'éducation physique, car elle favorise l'essor des jeunes sujets vers les qualités viriles en augmentant la puissance de l'organisme, la force musculaire, en équilibrant le système nerveux et en corrigeant certains penchants funestes qui peuvent être la source de maladies sérieuses ».

On commencera donc dès l'âge où « l'enfant se transforme intellectuellement et où l'organisme commence à se développer, c'est-à-dire vers la 7ᵉ année, à le soumettre aux *ablutions* et aux *affusions froides* » (à 16°-20° chez les nerveux irritables, à température plus basse chez les enfants à tempérament lymphatique).

Pour ce qui est des *douches*, elles demandent plus de tact et leur usage varie en réalité d'après chaque cas, et, dans chaque cas, selon la période du traitement.

b) **Vie à la campagne**. — La vie à la campagne avec retour complet à l'état de nature, dans lequel l'activité physique serait prédominante, est un excellent moyen de remédier aux tares héréditaires et même acquises du système nerveux. Par conséquent, quand on a affaire à un enfant présentant des soupçons graves de prédisposition aux névropathies, il est utile de recommander de l'élever à la campagne (il y a là, en outre, un moyen de réaliser l'isolement loin de parents trop névrosés). Mais ce qu'il importe, si l'on veut tirer de cet excellent moyen tout le bien qu'il peut donner, c'est de faire mener à l'enfant la vie d'un petit paysan, et non pas de l'élever à la façon d'un jeune citadin, le cadre étant seul changé.

c) **Cures thermales et climatériques**. — C'est surtout par l'intermédiaire de l'activation qu'elles apportent dans les fonctions de nutrition et du coup de fouet donné à la santé générale que ces cures agissent. Les climats marins dans quelques cas, mais surtout les climats de demi-altitude rendront les plus grands services. Enfin il est une station où le Prof. Landouzy « voudrait voir les enfants plus nombreux vers la 10ᵉ année », c'est Néris (1). D'ailleurs ce qu'il dit de Néris, on le pourrait dire, à des degrés divers, d'autres stations et nous aurons l'occasion de citer celles que l'on recommande aux malades du système nerveux.

(1) Conférence faite à Néris, *in* Compte rendu du voyage d'études médicales aux stations du Centre et de l'Auvergne, par Carron de la Carrière.

DEUXIÈME PARTIE

TRAITEMENT CURATIF DES MALADIES NERVEUSES

Cette partie comprendra trois chapitres :

1° Méthodes générales de traitement et leur mode d'action ;

2° Application au traitement des symptômes et accidents :

3° Application au traitement des groupes de symptômes : syndromes et maladies.

CHAPITRE PREMIER

MÉTHODES GÉNÉRALES DE TRAITEMENT

Les moyens ordinairement conseillés peuvent se ranger en 6 classes :

1° Moyens médicamenteux ;

2° Moyens physiques ;

3° Moyens pédagogiques ;

4° Moyens psychiques et moraux;

5° Le mariage (?).

Enfin à ces 5 classes il faut en ajouter une 6e, que son mode d'action complexe ne permet de faire rentrer dans aucune d'elles : ce sont les *cures hydrothermales*.

1° — MOYENS MÉDICAMENTEUX

Toute substance qui agit sur un trouble quelconque de l'économie est susceptible d'agir indirectement sur des troubles nerveux, puisque ceux-ci ne sont bien souvent que la résultante (par action toxique ou réflexe) d'accidents portant sur d'autres organes. Il serait cependant excessif de décrire ici, par exemple, le traitement de le syphilis et du paludisme, sous prétexte que ces maladies peuvent se compliquer de troubles du côté du système nerveux; de même il y aurait exagération à parler ici de l'usage des toniques du cœur ou du traitement des dyspepsies, sous prétexte que, au cours des cardiopathies ou des affections gastriques, on rencontre souvent des phénomènes psychiques et nerveux anormaux. — D'autres médications sont surannées et tombées en désuétude, comme le *controstimulisme* et l'usage de l'*émétique* dans les cas de névropathie, de folie en particulier. Nous ne décrirons donc que les médications qui touchent de près aux modifications du système nerveux.

Il serait bon de classer les substances employées en cherchant à les rapprocher par un point commun de leur action, de façon à les réunir par groupes, ce qui en faciliterait l'étude et l'emploi. On pourrait, par exemple, avec Dujardin-Beaumetz, les ranger en 2 grandes classes :

1º *Médications agissant directement sur les centres* (les substances de cet ordre y étant véhiculées par le sang et agissant par contact avec eux) ;

2º *Médications agissant indirectement* et seulement par l'intermédiaire des modifications circulatoires (actions vaso-motrices) qu'elles entraînent dans ces centres.

Mais, en fait, une telle classification ne peut être acceptée, car il est presque impossible, en raison de leur action complexe et trop souvent mal connue, d'y faire entrer toutes les substances employées. Force nous est donc d'employer la classification suivante, moins scientifique, mais plus pratique :

1º Médications reconstituantes et toniques ;
2º Médicaments hypnotiques ;
3º Médicaments analgésiques;
4º Médicaments antispasmodiques et sédatifs ;
5º Médicaments excitants;
6º Médicaments agissant sur les vaisseaux sanguins ;
7º Médicaments dépuratifs ;
8º Médications empiriques ;

1º **Médications reconstituantes et toniques (réparatrices ou analeptiques).** — Elles sont de trois sortes :

1. *Moyens physiques* (hydrothérapie...). — Il en sera parlé plus loin ;

2. *Alimentation réconfortante.* — Nous n'avons pas à en parler ici ;

3. *Substances médicamenteuses.* — Les principales sont : le *fer*, l'*arsenic*, le *phosphore*, peut-être pourrait-on y ajouter aussi les *amers* et les *alcools* (?).

FER. — Le fer a été fréquemment utilisé avec succès dans les affections nerveuses, celles-ci étant une complication fréquente des accidents anémiques (névralgies des chlorotiques, troubles nerveux de la puberté, ou coïncidant avec une menstruation vicieuse); on le recommande enfin, en cas d'aliénation, à titre de réparateur et de tonique général.

ARSENIC. — C'est un médicament précieux grâce à son pouvoir reconstituant ; il a en outre une action indéterminée sur le système nerveux, comme le démontre son action souvent victorieuse dans la chorée.

PHOSPHORE ET SES COMPOSÉS (*phosphures, glycérophosphates, lécithine*). — La notion que la cellule nerveuse contient du phosphore devait amener à employer cette substance dans les maladies nerveuses, mais « il n'est pas démontré que ces maladies et en particulier les perturbations momentanées de ce système, comme celles produites par l'hystérie par exemple, s'accompagnent de diminution du phosphore. Et, ce fait fût-il même démontré, il faudrait prouver que le phosphore ou les substances phosphorées que nous introduisons par voie stomacale sont utilisées pour la nutrition du système nerveux ». Telle est l'opinion sceptique de Dujardin-Beaumetz, qui n'a cependant pas hésité à employer le phosphore en nature dans les cas de myélite et d'ataxie locomotrice (d'ailleurs, de son propre aveu, les résultats obtenus auraient été fort discutables : ils n'auraient consisté qu'en une simple amélioration caractérisée par une sensation de force plus grande et la diminution de l'incoordination, et encore, pour interpréter ces résultats, il faudrait compter avec les rémissions naturelles de la maladie).

On peut encore l'employer contre les névralgies, contre la neurasthénie et surtout contre les accidents nerveux (avec ou sans anaphrodisie) consécutifs aux excès vénériens, sauf s'il y a des signes de congestion ou d'irritabilité trop grande du système nerveux ou bien des troubles intestinaux, enfin cet emploi devra être de courte durée.

On préfère d'ailleurs au phosphore en nature, en raison de ses dangers, soit le *phosphure de zinc*, soit la *limonade phosphorique* à laquelle, en raison de son emploi dans les cas de parésie cérébrale, on a pu donner le nom de « *limonade psychologique* ». Enfin on emploie actuellement plutôt les *phosphates* et surtout les *glycérophosphates alcalins* ou bien encore les *lécithines* (le jaune d'œuf est le mode naturel sous lequel celle-ci se rencontre dans la nature).

2º **Médicaments hypnotiques.** — Nous étudierons ici le *chloroforme*, l'*opium*, le *chloral*, la *paraldéhyde*, le *sulfonal*, les autres substances employées dans le même but étant trop peu usitées ou bien devant être décrites ailleurs.

CHLOROFORME. — Il n'est guère employé qu'en inhalations dans les cas de crises convulsives violentes, ou bien sous forme d'eau chloroformée contre les gastralgies d'origine nerveuse.

OPIUM. — Il est employé en thérapeutique neurologique comme analgésique et enfin contre les spasmes musculaires; à ces 3 propriétés il joint d'ailleurs une action vaso-dilatatrice et eupnéique. Sa grande indication est la sédation de la souffrance ; il peut encore être utilisé pour procurer le sommeil, mais seulement si l'insomnie est due à la douleur ou bien à l'état d'anémie ou de torpeur du système nerveux ; de même, chez les aliénés, il n'est utilisable que dans les formes douloureuses et asthéniques. Les états de congestion, d'excitation, ou même de simple excitabilité du système nerveux sont, au contraire, exagérés par lui (on lui préfère alors le chloral).

Comme indications plus spéciales, on l'a employé contre la chorée où Trousseau en donnait des doses considérables et contre l'hystérie (seulement dans les formes dépressives, le bromure devant lui être préféré dans les formes expansives).

Dans tous les cas où on l'emploie d'une façon suivie, il faut redouter la morphinomanie.

CHLORAL. — Au nombre des propriétés du chloral se trouvent les propriétés somnifères et anticonvulsives (1). Dans le traitement

(1) Bouchut l'employait à fortes doses dans la chorée, se proposant d'obtenir le sommeil pendant plusieurs jours, en laissant un temps de veille juste suffisant pour permettre de prendre les repas. Cette médication était basée sur le

de l'insomnie, c'est le médicament de choix ; il réussit là où l'opium échoue et même exagère l'excitation ; toutefois son action sur la douleur est moindre ; il est contre-indiqué par les affections gastriques, les maladies aiguës, les cardiopathies, la goutte.

Paraldéhyde. — Il partage l'action du chloral et peut être employé dans les cas où celui-ci est contre-indiqué, c'est l'*hypnotique de choix des alcooliques*.

Sulfonal (ses dérivés : *trional, tétronal*). — Il peut réussir là où les autres ont échoué ou bien quand leur action est épuisée du fait de l'accoutumance et en particulier dans l'insomnie des neurasthéniques.

3º **Médicaments analgésiques.** — Certaines substances, telles que la teinture de *gelsémium sempervirens*, l'*huile phosphorée*, le *bleu de méthylène*, l'*essence de térébenthine* (Trousseau, névralgies), la *santonine* (douleurs fulgurantes du tabès), sont peu employées, nous étudierons donc seulement l'*acétanilide*, l'*aconit*, l'*antipyrine*, la *cocaïne* et la *phénacétine*.

Acétanilide ou antifébrine. — C'est un bon analgésique, mais dont l'emploi réclame de la surveillance (il transforme l'hémoglobine en méthémoglobine).

Aconit (et son alcaloïde l'*aconitine*). — C'est un corps toxique doué d'une puissante action analgésique qui semble toutefois ne porter que sur le système nerveux périphérique : ses résultats les plus appréciables se montrent dans le traitement de la névralgie du trijumeau.

A cette action analgésique, il faut enfin ajouter une puissante action vaso-constrictive, qui pourra être utilisée à l'occasion.

Antipyrine. — C'est certainement une des substances les plus employées de la thérapeutique en raison de ses multiples effets : *effets antithermiques* et surtout effets *analgésiques, calmants et antispasmodiques*. (Nous retrouvons donc encore une fois notre classification en défaut, comme elle l'a déjà été pour l'opium et comme elle le sera encore pour l'éther et pour bien d'autres substances que l'on pourrait faire rentrer à la fois dans plusieurs classes.)

fait que les mouvements choréiques s'arrêtent pendant le sommeil de la nuit elle est abandonnée aujourd'hui.

Cocaïne. — C'est un puissant agent contre la douleur : on l'emploie parfois contre les névralgies rebelles ; on injecte alors 2 fois par semaine 1/2 seringue de solution à 1/20 et on augmente, s'il le faut, la dose quand on connaît la susceptibilité du malade. (Il faut éviter avec soin d'injecter la solution dans une veine : pour cela ne jamais la pousser tout entière à la même place et changer constamment la profondeur de pénétration et la direction de l'aiguille.) On peut encore, comme nous le verrons, l'injecter dans la cavité rachidienne.

De même que l'opium, la cocaïne expose celui qui en fait usage à ne plus pouvoir s'en passer.

Phénacétine (et ses dérivés : *lactophénine*.....). — Son action analgésique est utilisée contre la migraine, les névralgies, etc., et elle réussit parfois où l'antipyrine a échoué : il faudra donc penser à elle dans les cas rebelles avant de passer à d'autres médications.

4° **Médicaments antispasmodiques.** — « Au sens étymologique du mot, les antispasmodiques seraient des agents destinés soit à guérir, soit à prévenir les spasmes ou les contractions anormales, nuisibles ou inutiles, des muscles.

Les antispasmodiques agiraient alors, suivant Lander-Brunton : « 1° soit en consolidant l'état de subordination dans laquelle les centres nerveux supérieurs doivent tenir les centres nerveux inférieurs et les muscles ; 2° soit en diminuant l'hyperexcitabilité des muscles irritables et des centres nerveux excito-moteurs inférieurs » (Manquat). Nous décrirons donc 2 catégories d'antispasmodiques :

Ceux qui agissent en modérant les réflexes,

Et ceux qui agissent comme névrosthéniques.

a) *Antispasmodiques par action modératrice des réflexes.* — Ce sont le brome et les bromures, les solanées, la pyridine.

Brome et Bromure. — Ils incarnent en quelque sorte toute la thérapeutique neurologique : on les emploie dans toutes les *affections spasmodiques et convulsives*, contre certaines *incontinences d'urine* ou *pertes séminales...*, mais surtout dans l'*épilepsie*, dont on les considère presque comme le *spécifique*. Certains auteurs prétendent même qu'il y aurait là un moyen de différencier, dans les cas douteux, l'hystérie de l'épilepsie, la deuxième de ces maladies étant seule influencée d'une façon appréciable par le médicament. C'est donc à ce titre d'*anti-épileptique* seulement que nous allons l'étudier.

Le bromure a été employé pour la première fois par Locock en 1851 et lui donnait 14 succès sur une série de 15 cas; en 1875, contrairement à tant de médications nouvelles qui ne supportent pas l'épreuve du temps, ces succès ne s'étaient guère démentis et Aug. Voisin pouvait publier une série de 95 cas, sur lesquels il relevait 22 guérisons complètes, durables, 42 améliorations considérables et 32 insuccès. Sous son influence disparaissent successivement les accès maniaques, les attaques de nuit, les attaques de jour, les vertiges, et enfin, d'une façon tardive, l'aura ; parfois cependant il y a seulement diminution du nombre et de la violence des crises, le bromure se comportant, « comme l'a dit Legrand du Saulle, à la façon d'une muselière de l'épilepsie, plutôt que comme un médicament curateur définitif ».

Le bromure doit être absolument pur et surtout exempt d'iodates. En outre, d'après Chéron, la base du sel aurait de l'importance : le bromure de potassium aurait une action dépressive sur le système musculaire, le bromure de sodium n'agirait que sur le système nerveux, le bromure d'ammonium serait à la fois modérateur des réflexes et excitateur du système nerveux périphérique ; quant aux bromures de camphre et de strontium, leur action propre serait plus difficile à déterminer.

Si l'on veut que ce médicament donne tous les résultats que l'on est en droit d'en attendre, une première condition est de l'employer à une *dose suffisante*, ce que, d'après Gilles de la Tourette, on reconnaît à la disparition du réflexe pharyngé et surtout à ce que la pupille est dilatée et réagit lentement à la lumière (c'est cette paresse de la réaction pupillaire qu'il faut atteindre, sans la dépasser et sans arriver à une réaction nulle). Une fois ce résultat atteint, on donnera le médicament à doses alternativement croissantes et décroissantes.

Partant de ce principe que, selon toute vraisemblance, « les actions médicamenteuses sont dues à l'imbibition des cellules par tels ou tels poisons et qu'elles doivent, par suite, être d'autant plus intenses que l'appétition de ces cellules pour les poisons est plus grande, Richet et Héricourt se sont proposé d'arriver à la *dose suffisante* au moyen d'une faible quantité de bromure, en privant l'organisme d'alcalins alimentaires pour augmenter son appétence et, par suite, sa sensibilité aux alcalins thérapeutiques (bromures) ». Or la consommation journalière est de 14 gr. de sels par jour, on la fait tomber à 2 ou 4 gr. par le régime lacté (1 litre de lait ne contient que 1 gr. 50 de sel) ou par un régime lacto-végétarien sans pain et sans addition de sel. Dans ces conditions on peut voir des accidents se produire avec 3 ou 4 grammes chez des sujets qui supportaient habituellement des doses de beaucoup supérieures sans inconvénients (mais trop souvent aussi sans résultat).

La *durée du traitement* doit être très longue : il ne faut pas le cesser dès la disparition des accidents, mais seulement après une longue période pendant laquelle la guérison ne se sera pas démentie un seul instant. On devra alors diminuer progressivement les doses de bromure et jamais, à moins d'un motif pressant, n'en cesser brusquement l'emploi, des accidents graves, et même la mort en état de mal, pouvant résulter de cette suppression brutale d'un médicament qu'on a pu appeler le « pain de l'épileptique ».

Les *accidents du traitement bromuré* sont : l'odeur de l'haleine, des éruptions variées (acné...), des accidents nerveux (dépression considérable, somnolence, demi-aphasie). Pour les éviter, il faut employer un bromure pur, faire *l'antisepsie intestinale et cutanée soigneuse*, boire du lait en abondance et prendre de l'arsenic à l'intérieur (Féré). Enfin, pour ce qui est des troubles nerveux graves, ils ne doivent pas se produire si on s'en tient à la dose suffisante établie selon la méthode de Gilles de la Tourette.

En cas d'accidents pressants, il faudrait cesser l'usage du médicament, donner des purgatifs et mettre au régime lacté.

Solanées. — On emploie la *solanine*, la *jusquiame* (et ses alcaloïdes l'*hyosciamine* et l'*hyoscine*) contre le tremblement, le *datura* (contre la dyspnée de l'asthme à titre de modérateur du réflexe respiratoire), mais c'est surtout la *belladone* qui est d'un usage courant.

Belladone (et son alcaloïde l'*atropine*). — Elle jouit d'un pouvoir modérateur puissant sur la réflectivité et en outre d'une puissante action sur la douleur (surtout sur celle qui est due à la contraction des muscles à fibres lisses). Trousseau la recommandait à des doses élevées contre l'incontinence d'urine nocturne, contre l'épilepsie, contre la chorée, contre le goître exophtalmique.

b) *Antispasmodiques par action névrosthénique*. — Le *camphre* (utilisé surtout comme stimulant cardiaque et anaphrodisiaque), l'*ambre*, le *castoréum*, le *musc*, l'*assa fœtida*, l'acide *cyanhydrique* (dangereux et utilisé seulement sous forme d'*eau de laurier cerise* qui, fraîchement préparée, en contient o gr. o5 par 100 gr.), sont peu usités seuls ; la valériane et ses composés sont, au contraire, d'un emploi vraiment courant, peut-être faudrait-il leur ajouter l'*éther*.

Valériane et ses composés. — Inversement au bromure que l'on emploie en cas d'excitation des centres, la valériane serait à utiliser en cas de défaut de stimulation ou de tonicité de ces mêmes centres. Elle serait, par suite, inutile, peut-être même nuisible dans l'épilepsie, et on devrait la réserver aux cas d'hystérie, de vapeurs, d'état vertigineux, d'hypocondrie, d'anaphrodisie...

Éther. — Ses propriétés excito-stimulantes (faibles doses, 1 gr. environ) et surtout ses propriétés antispasmodiques (fortes doses : 2 à 4 gr.) sont seules utilisées en thérapeutique nerveuse.

A l'intérieur on le recommande contre les crises hystériques ; à l'extérieur il rend quelques services en pulvérisations sur le rachis (chorée) ou l'épigastre (vomissements hystériques).

5° **Médicaments excitants.** — Ils comprennent deux classes : excitants généraux (alcool, café, kola) et excitants réflexes (strychnine et ammoniacaux).

Alcool. — L'alcool est un *produit très actif qui devrait être réservé aux usages thérapeutiques*. On l'a tour à tour recommandé comme aliment d'épargne, comme anti-infectieux et comme antiseptique ; mais c'est son action stimulante qui est sa caractéristique indiscutée. Cette *action stimulante est d'autant plus énergique que le système nerveux est moins habitué à son emploi ;* on la met à profit dans les cas d'accidents alcooliques (délirium tremens), dans les états adynamiques (pneumonie des vieillards), dans les cachexies, et enfin contre les *délires* (non pas d'une façon systématique, mais seulement dans les cas que caractérise l'anémie ou l'asthénie des centres, c'est-à-dire où le visage est frais, la pupille moyennement dilatée ; on se garderait, au contraire, de l'employer lorsqu'il y a hyperémie, c'est-à-dire quand la tête est chaude, le visage coloré, cyanosé, la pupille contractée, l'œil injecté).

CAFÉ, THÉ, MATÉ. — Ils augmentent l'activité des fonctions motrices, « produisent la défatigue, » rendent la pensée plus active (on a appelé le café la « boisson intellectuelle) ; toutefois ils peuvent, surtout chez les nerveux, produire des accidents : excitation, tremblement, étourdissements, insomnie, anaphrodisie...

On les emploie lorsqu'il y a lieu de stimuler le système nerveux (états comateux, adynamie...), et comme contre-poison de l'opium ; ils ont aussi une certaine place dans le traitement des migraines (dans les cas où les résultats sont bons, il s'agit presque toujours, il est vrai, de migraines survenues après le repas et dans lesquelles, par suite, des troubles digestifs sont en jeu or ; on connaît l'action tonique exercée sur l'estomac par les boissons chaudes : peut-être faut-il voir là toute l'explication de ces succès.

KOLA. — « La kola stimule, dit Manquat, le système nerveux, augmente la tension artérielle et la force des battements du cœur, elle aide à supporter la fatigue et la privation de nourriture, elle diminue l'essoufflement, on s'accorde généralement enfin à lui reconnaître des propriétés aphrodisiaques et diurétiques. » On pourra donc l'employer pour stimuler le système nerveux, par exemple dans la neurasthénie (mais on lui a reproché de ne donner alors qu'une excitation factice).

STRYCHNÉES. — Ce sont la noix vomique, la fausse angusture, et la fève de Saint-Ignace, dont les principes actifs communs sont la brucine et surtout la *strychnine*.

Ce n'est pas comme stimulant général, à l'instar des substances précédentes, que la strychnine agit, mais en augmentant la sensibilité réflexe, c'est-à-dire la force de réaction aux moindres impressions parties du dehors. On met cette propriété à profit dans le traitement du délirium tremens (où on préfère souvent la strychnine à l'alcool), dans les cas « d'affaiblissement des forces musculaires par débilitation de l'activité bulbomédullaire » (Vulpian) ;

on l'a aussi utilisée contre la chorée, les paralysies, les incontinences diurnes d'urine..,

AMMONIACAUX. — On n'emploie guère que l'acétate d'ammo-
niaque qui, dans les cas qui rentrent dans notre étude, a surtout
été utilisé (à forte dose) contre le céphalée des anémiques et des
neurasthéniques.

6° **Médicaments vasculaires.** — Parmi les substances que
nous avons déjà étudiées, il en est un grand nombre dont l'action
sur les vaisseaux contribue, pour une large part, aux résultats
qu'elles produisent : telles sont le chloroforme (vaso-constricteur),
l'éther (vaso-dilatateur), l'opium (vaso-dilatateur), l'aconit (vaso-
constricteur). Les médicaments à action presque exclusivement
vasculaire sont les suivants :

a) *Vaso-constricteurs.* — Ils sont nombreux : la *digitale*,
l'*hydrastis canadensis*, l'*hamamelis Virginica*, la *racine de
cotonnier*... mais il n'y a guère que l'*ergot de seigle* qui soit
d'un emploi à peu près courant en neurologie (contre les poussées
congestives des centres et surtout contre les myélites et la spermatorrhée).

b) *Vaso-dilatateurs.* — Ce sont :

1° ÉTHERS NITRIQUES DE LA GLYCÉRINE (trinitrine...); on en fait
un large emploi contre l'angine de poitrine et quelquefois aussi
contre les accidents nerveux à forme hystérique.

2° NITRITE D'AMYLE. — Son action immédiate sur les centres
est utilisée contre les névralgies du trijumeau (quand elles sont
dues à l'anémie du nerf), tandis que, avec la trinitrine, c'est une
action de longue durée que l'on recherche.

3° IODURES ALCALINS. — Si on s'en rapporte à la fréquence de
l'emploi plutôt qu'aux résultats, ce seraient, avec les bromures, les
grands médicaments de la thérapeutique nerveuse.Ils agiraient en
facilitant la circulation générale et celle des centres en particulier,
en augmentant, par suite, les échanges et l'élimination des produits de désintégration et enfin en s'opposant aux processus scléreux. Pour certains auteurs, toutefois, cette action est théorique
et ils se demandent si les résultats que l'on obtient parfois ne sont
pas dus simplement à l'action de l'iodure sur la syphilis, cette
maladie étant en jeu d'une façon particulièrement fréquente dans

la genèse des névropathies. Quoi qu'il en soit, on fera bien de ne pas renoncer à cette substance qui a au moins le mérite de ne pas présenter de dangers graves et qui est ordinairement bien tolérée (à condition de donner de l'iodure pure, exempt d'iodates, et de l'administrer au milieu du repas dans un véhicule contenant un peu d'opium, du sirop diacode, par exemple). En cas de susceptibilité excessive, on peut lutter contre les accidents cutanés par une antisepsie rigoureuse des téguments, contre les troubles gastriques par le bicarbonate de soude, contre le catarrhe naso-pharyngé par la belladone.

7° **Médications dépuratives**. — Les travaux modernes ayant permis de reconnaître la fréquence et même la constance d'une intoxication de source quelconque à l'origine et au cours des affections nerveuses, nous citerons à part — et non pas avec les médications empiriques — les moyens que l'on peut mettre en jeu pour favoriser l'élimination des toxines; ce sont :

a) Les *purgatifs* qui, dans certains cas et avec l'emploi de certaines substances spéciales (drastiques, calomel à doses fractionnées dans les méningites.....) amènent, en outre de la dépuration, une sorte de révulsion interne.

b) Les *diurétiques* (médicamenteux ou mécaniques).

c) Enfin, le *sérum artificiel*, avec ou sans saignée préalable, dont les résultats sont souvent appréciés dans les cas graves (état de mal épileptique, par exemple).

Quant aux substances auxquelles on donne le nom de *dépuratifs*, à l'exception peut-être de l'iodure de potassium, il n'en est aucune (même pas la salsepareille, tant vantée jadis) qui nous semble devoir être retenue.

8° **Médications empiriques**. — Dans cette classe rentrent des méthodes employées en raison des résultats qu'elles donnent, ou semblent donner, et dont le mode d'action ne permet le classement dans aucune des autres catégories : telles sont l'opothérapie et la métallothérapie.

a) Opothérapie. — La conception de l'opothérapie, c'est-à-dire de l'emploi dans un but thérapeutique de fragments d'organes ou des substances actives qu'ils contiennent, est basée sur les travaux de Brown-Séquard et sur les faits expérimentaux et chirurgicaux

relatifs à l'ablation de la glande thyroïde. En voici le principe
général : si on enlève une glande vasculaire sanguine (thyroïde,
testicule, capsule surrénale...) à un animal, il présente des troubles spéciaux, invariables pour une même glande (myxœdème
pour la thyroïde, syndrome addisonien pour la surrénale, eunu-
chisme pour le testicule...),et ces troubles disparaissent si on fait
ingérer une certaine quantité de glande de même ordre d'un animal ou bien les sucs que l'on en extrait. On utilise surtout :

a) *Opothérapie testiculaire* (Brown-Séquard). — Accueillie
avec enthousiasme à son origine, elle semble n'avoir guère tenu
ses promesses et a été remplacée par les glycéro-phosphates et par
les lécithines.

b) *Opothérapie thyroïdienne*. — Elle est susceptible au contraire de donner des résultats remarquables dans des cas bien déterminés : par exemple elle amène chez les idiots myxœdémateux
une véritable résurrection intellectuelle.

c) *Opothérapie ovarienne*. — Elle a été employée contre les
troubles nerveux de la ménopause ou de la puberté; les résultats
en sont peu nets.

b) Métallothérapie (syn. *Burcquisme*). — Burcq affirmait
que les métaux appliqués sur la peau ramenaient la sensibilité, la
force et la température et que, suivant certaines idiosyncrasies
encore mal connues, le métal curateur variait avec les individus;
des applications métalliques externes, il concluait alors à l'admi-
nistration à l'intérieur de préparations métalliques; en un mot,
la *métalloscopie conduisait à la métallothérapie*. Il y a donc à
considérer 2 modes de métallothérapie :

a) *Métallothérapie externe*. — Surtout employée contre
l'hystérie et aujourd'hui abandonnée après avoir été tour à tour
accueillie avec enthousiasme et discutée (1). On peut la pratiquer
sous forme de plaques métalliques (de pièces de monnaie réunies
en collier, par exemple), d'aimants (qui doivent toujours être de
poids élevé)...

---

(1) Selon Huchard, elle produirait le retour de la sensibilité et de la puissance
musculaire (retour annoncé par des fourmillements), des phénomènes de trans-
fert, des oscillations consécutives (retours alternatifs d'esthésie et d'anesthésie),
l'anesthésie provoquée, etc...

b) *Métallothérapie interne.* — On a employé : L'ARGENT sous forme de nitrate d'argent, contre les douleurs du tabès (1).

ZINC. — L'oxyde de zinc contre l'épilepsie et les névroses en général (les pilules de Méglin du Codex en contiennent, mais, il est vrai, avec la valériane et la jusquiame).

OR. — Chlorure d'or...

Posologie des médicaments dans les maladies nerveuses. — La question des doses auxquelles on doit donner les médicaments dans les maladies nerveuses est complexe, car on peut se trouver en présence de conditions fort différentes. Parfois, en effet, « sous l'influence de modifications comme celles que déterminent l'alcool ou certaines vésanies cérébrales, les malades acquièrent une immunité à l'action thérapeutique et même toxique d'un grand nombre de médicaments ; on peut ainsi donner soit aux alcooliques atteints de délirium, soit aux aliénés atteints de manie, des doses colossales de morphine, d'atropine, de digitale, sans déterminer chez eux des symptômes d'empoisonnement, alors que les mêmes doses, chez les mêmes individus, en dehors des périodes de crise, produisent les accidents les plus graves ». Mais à côté de ces faits il faut en placer d'autres où « tantôt le malade est empoisonné par des doses minimes de certaines substances, et tantôt ne ressent aucun effet thérapeutique de doses énormes d'autres médicaments » ; il y a alors une véritable « ataxie thérapeutique » (Huchard), qui est d'ailleurs propre à l'hystérie.

Il faut donc, en définitive, *une surveillance attentive quand on emploie des substances actives, mais, sous son couvert, il ne faut pas avoir peur d'user de doses élevées pour obtenir des résultats dans les cas difficiles.* La méthode de Gilles de la Tourette, dite de la « dose suffisante », que nous avons étudiée à propos du bromure, pourrait sans doute, comme le pensait d'ailleurs son auteur, être généralisée avec avantage.

(1) On en a fait usage à des doses telles et d'une façon si prolongée à une certaine époque que l'on voyait souvent de la pigmentation cutanée se produire ; on cite, par exemple, partout le cas de ce malade, bien connu dans les services d'hôpitaux, qui devait à l'emploi de cette substance le surnom caractéristique et mérité d' « homme bleu ».

2º — MOYENS PHYSIQUES

Ils peuvent être rangés dans 5 classes.

a) Moyens chirurgicaux ;
b) Révulsion ;
c) Hydrothérapie ;
d) Electricité ;
e) Kinésithérapie : massage et gymnastique ;

I. — MOYENS CHIRURGICAUX

Les uns portent leur action sur le système nerveux, les autres sur d'autres parties de l'économie.

1º Moyens portant sur diverses parties de l'économie. — Ces moyens comprennent :

Les *ténotomies* (pour lutter contre les contractures).

Les *anastomoses tendineuses* (pour lutter contre les paralysies en suturant le tendon d'un muscle devenu inerte à celui d'un muscle sain et vigoureux agissant dans le même sens.

Les *opérations autoplastiques*, dirigées contre les difformités.

On pourrait enfin décrire encore avec ces moyens les *appareils* utilisés pour maintenir la colonne vertébrale et éviter la compression de la moëlle (corset de Sayre, minerves).

2º Moyens portant sur le système nerveux. — Les moyens portant sur le système nerveux sont les uns sanglants, les autres non sanglants.

1º Méthodes sanglantes. — *a*) TRÉPANATION. — Elle peut porter sur la colonne vertébrale ou sur le crâne. Dans le premier cas, on l'emploie, lors de traumatismes (pour enlever, par exemple, des esquilles), ou bien dans le mal de Pott (pour évacuer des abcès ou réséquer des lames cariées).

Dans le deuxième cas, trois grandes indications peuvent se rencontrer :

α) Des *accidents d'épilepsie localisée* (épilepsie jaksonnienne) ; elle porte alors sur la zone motrice et consiste, tantôt dans l'ablation d'un corps étranger (balle, esquille) ou le relèvement d'un fragment d'os enfoncé (fracture) ; tantôt dans la résection d'une plaque de méningite localisée; tantôt dans l'ablation d'un néoplasme, tantôt enfin elle a pour effet d'amener seulement la décompression des centres en réséquant une lamelle osseuse plus ou moins grande (c'est une opération palliative souvent utile dans les cas de tumeurs inextirpables).

β) Des *suppurations encéphaliques* (abcès du cerveau ou du cervelet consécutifs le plus souvent à des otites moyennes).

γ) Enfin on a proposé d'employer la trépanation avec larges résections osseuses contre l'*idiotie*, en vertu de cette idée théorique, nullement vérifiée d'ailleurs dans la majorité des cas, que cette infirmité serait due à l'insuffisance de volume de la boîte crânienne et à la suture prématurée de ses os ; on l'a tentée enfin dans la méningite.

b) OPÉRATIONS SUR LES NERFS. — α) *Opérations sur les nerfs de la vie de relation.* — Elles sont de 3 ordres : anastomoses, sutures et résections, élongation des nerfs.

1° *Anastomoses nerveuses.* — Des tentatives ont été faites pour remédier à la paralysie d'un nerf en anastomosant son bout périphérique avec le bout central d'un nerf voisin (par exemple, le nerf facial avec le nerf spinal).

2° *Sections et résections nerveuses.* — Ces opérations sont souvent pratiquées dans les cas de névralgies graves, rebelles à tous les autres modes de traitement. Dans la plus fréquente et la plus terrible de toutes, dans celle de la face, on peut faire porter la section soit sur une des branches sus-orbitaire, frontale, linguale, soit sur le nerf maxillaire supérieur (au trou sous-orbitaire, ou mieux dans la fosse ptérygo-maxillaire, cette dernière opération portant seule en amont du nerf dentaire). Enfin les simples sections ne donnant pas de résultats suffisamment durables, on a été conduit à réséquer des fragments plus ou moins longs et même à pratiquer l'ablation du ganglion de Gasser, de façon à supprimer le centre sensitif du nerf de la 5e paire. Il fallait toute l'atrocité de cette névralgie pour faire concevoir et appliquer une opération aussi hardie !

3° *Elongation des nerfs.* — On a proposé et employé avec succès l'élongation des nerfs préalablement mis à nu (élongation complétée ou non par des manœuvres de froissement, de dissociation,

de hersage) contre les troubles trophiques (mal perforant, ulcères
rebelles) et contre certaines névralgies (sciatique en particulier).

β) *Opérations portant sur le sympathique.* — La résection
du sympathique cervical a été conseillée : 1° dans le traitement de
la maladie de Basedow ; 2° contre l'épilepsie (où elle n'a donné
que des résultats discutables) ; 3° contre la névralgie du trijumeau
(dans le but de modifier les conditions de circulation du nerf et de
ses centres), elle a donné quelques résultats intéressants : en tout
cas il est permis de l'employer avant de se décider aux interventions beaucoup plus graves portant sur le ganglion de Gasser.

c) SAIGNÉE. — La saignée était autrefois employée d'une
façon systém atique contre toutes les affections encéphaliques (méningites, folie, apoplexie...) et les discussions portaient moins sur
l'opportunité de son emploi que sur l'indication des points sur lesquels elle devait porter (saignée veineuse, saignée artérielle, saignée de la pituitaire....) ; aujourd'hui, quand on se propose de
diminuer l'état congestif des centres, on met de préférence à
profit l'action réflexe produite sur les vaisseaux par les applications réfrigérantes (vessies de glace sur le crâne).

2° **Méthodes non sanglantes.** — Elles comprennent :

α) La ponction des ventricules cérébraux ;

β) La ponction lombaire ;

γ) Les injections médicamenteuses sus et sous-dure-mériennes ;

δ) L'élongation non sanglante de la moëlle et des nerfs (suspension).

α) PONCTION DES VENTRICULES. — Elle a été conseillée dans le
traitement des méningites, mais surtout appliquée au traitement
de l'hydrocéphalie (ponction simple ou suivie d'injection modifica-
trice) où ses résultats sont malheureusement peu intéressants.

β) PONCTION LOMBAIRE (1). — Cette opération, fort pratiquée

(1) Pour la pratiquer on fera coucher le malade sur le côté gauche, les jambes
pliées, le dos courbé et on piquera sur une ligne tangente aux 2 crêtes iliaques, un peu en dehors de la ligne médiane et en dirigeant l'aiguille un peu
obliquement en dedans. — Elle peut provoquer certains accidents : blessure de
l'aorte à travers un corps vertébral cartilagineux (chez le nourrisson), mais
surtout la céphalée, la démarche titubante et parfois la mort subite (en cas de
tumeur cérébrale). — Elle est contre-indiquée chez les apoplectiques, les urémi-
ques, dans l'hydrocéphalie, les encéphalites hémorragiques.

actuellement, rend de grands services pour le diagnostic des maladies nerveuses et aussi pour le traitement de certains de leurs symptômes. Dans les méningites, elle diminue, mais malheureusement d'une façon inconstante, la céphalée, la raideur de la nuque, les troubles intellectuels. « Associée aux bains tièdes, elle a amélioré le pronostic immédiat et lointain des méningites cérébro-spinales et des méningites dites séreuses avec hypertension des liquides. » On l'utilisera enfin encore avec avantage dans tous les cas d'excitation violente, de convulsions, de coma relevant d'une compression.

γ) INJECTIONS MÉDICAMENTEUSES SUS ET SOUS-DUREMÉRIENNES. — Dans la cavité crânienne on a fait des injections sous-arachnoïdiennes de liquides antiseptiques divers dans les méningites et des injections intraventriculaires modificatrices dans l'hydrocéphalie. — Mais c'est surtout dans la cavité rachidienne que l'on a porté des topiques depuis que Tuffier a montré le parti que l'on pouvait tirer de l'injection sous-arachnoïdienne de cocaïne pour obtenir l'anesthésie chirurgicale. Ce procédé a été utilisé avec succès contre des affections douloureuses diverses des parties inférieures du corps : sciatique en particulier. — D'autre part, on a proposé, dans le but de produire, non plus l'anesthésie chirurgicale, mais la simple analgésie, de faire l'injection entre la dure-mère et les os (*méthode épidurale*), et Cathelin, un des auteurs de cette méthode, a obtenu des résultats fort intéressants, non seulement dans les affections douloureuses, mais encore contre certains troubles viscéraux, tels que des incontinences d'urine. En raison de son innocuité absolue (beaucoup plus grande que celle de la méthode de Tuffier) et de sa facilité, on sera donc autorisé à user de cette méthode contre les douleurs (douleurs fulgurantes, crises viscérales des tabétiques...).

δ) ELONGATION NON SANGLANTE DE LA MOELLE ET DES NERFS. — *Suspension*. — Cette méthode, qui a été, à son heure, considérée comme le spécifique de l'ataxie locomotrice, a été découverte par hasard ayant remarqué une amélioration manifeste chez un ataxique à la suite d'une séance de suspension nécessitée par l'application d'un corset de Sayre (rendu utile par une déviation rachidienne relevant elle-même de l'atonie des muscles spinaux), Moczukowski fut amené par ses expériences à conclure que cet heureux résultat devait tenir à l'élongation subie par la moëlle et les racines rachidiennes. Sur ce principe, on a basé deux catégories de procédés :

a) La *suspension* (le premier en date), où le sujet est suspendu par des courroies qui prennent point d'appui sous le menton, l'occiput et les aisselles.

b) Des *manœuvres spéciales*, où, le malade étant couché sur le dos, on porte ses cuisses en flexion forcée sur le bassin de façon à amener les genoux au contact de la tête ; ou bien, inversement, le malade, étant assis, se penche jusqu'à toucher les genoux avec sa tête.

Envisagée d'une façon générale, l'élongation présente un certain nombre de *contre-indications*, les unes communes à tous les procédés, les autres spéciales à l'un d'eux. Les premières sont : la marche aiguë de l'affection, et les cas anciens compliqués d'état cachectique. Quant aux contre-indications spéciales, le deuxième procédé n'en comporte guère (il faut seulement se méfier de l'absence de sens musculaire en raison de laquelle on pourrait être amené, faute d'avertissements, à dépasser la mesure et à provoquer par suite des courbatures violentes). Au contraire, la suspension comporte de nombreuses contre-indications : ce sont la tendance aux fractures, aux ictus congestifs, aux crises laryngées, aux vertiges, l'obésité et enfin les affections cardiaques, musculaires et pulmonaires. Il importe, d'autre part, que son application puisse être surveillée par le médecin.

Quant aux *résultats*, ils porteraient surtout sur les douleurs (douleurs fulgurantes et crises viscérales), sur les troubles génitaux et sur les troubles des réservoirs (incontinence ou rétention des matières ou des urines).

II. — RÉVULSION

Selon qu'on se propose de « détourner mécaniquement le sang d'une partie du corps sur une autre partie ou à l'extérieur » ou bien de provoquer « une irritation locale dans le but de faire cesser un état congestif ou inflammatoire existant dans une autre partie du corps ou de stimuler le système nerveux », on a affaire à la *dérivation* ou à la *révulsion* proprement dite.

1º **Dérivation**. — Elle comprend deux ordres de moyens :

a) *Moyens médicamenteux*, tels que les diurétiques et les purgatifs (le calomel à doses fractionnées est un des plus employés : peut-être faut-il penser pour l'interprétation de ses résultats qu'il agit comme anti-syphilitique).

b) *Moyens mécaniques :* ce sont la *saignée* et ses dérivés (*sangsues, ventouses sèches et scarifiées...*)

2º **Révulsion**. — Elle comprend les *frictions*, les *applications irritantes* et *l'action des caustiques*.

a) **Frictions**. — Simples ou faites à l'aide d'action de substances médicamenteuses variées, elles sont fort employées dans le traitement des maladies nerveuses à titre de tonique générale.

b) **Applications irritantes**. — *a)* VÉSICATOIRE à demeure. — Il est aujourd'hui à peu près abandonné.

b) ACTION DU FROID (1). — Elle est préférée de beaucoup sous une des formes suivantes :

a) Application de *vessies de glace* sur la tête contre la céphalée des méningites et à titre de vaso-constricteur réflexe.

b) *Pulvérisations d'éther ou de chlorure d'éthyle sur le rachis* dans la chorée et les affections convulsives, ou bien sur le creux de l'estomac contre les vomissements nerveux des hystériques.

c) *Réfrigération par évaporation de chlorure de méthyle sur le trajet des nerfs atteints de névralgies :* cette méthode, due au Professeur Debove, est un des plus brillants procédés de la méthode révulsive. Elle peut s'employer sous forme de *siphonnage* ou de *stypage*.

Pour le *siphonnage*, le liquide est enfermé dans des siphons de fonte, d'où il s'échappe par un ajutage muni d'une vis d'admission. S'il s'agit d'un malade atteint, par exemple, d'une sciatique on le fait coucher sur le côté sain, le corps découvert depuis les lombes jusqu'aux pieds et on dirige très rapidement le jet du siphon sur le trajet connu du nerf malade jusqu'à ce que la peau prenne une coloration blanchâtre. Pour éviter une vésication douloureuse, il est bon d'enduire la région de vaseline, mais il faut

____

(1) On emploie aussi les compresses imbibées de chloroforme, les compresses d'eau froide recouvertes de tissu imperméable (compresses de Priessnitz) contre les névralgies.

surtout faire passer le jet rapidement, sans insister (quitte à repasser à plusieurs reprises) et surtout s'arrêter dès l'apparition de la coloration blanchâtre.

Le *stypage* est préférable quand il s'agit de peaux délicates et surtout dans certaines régions telles que la face : on pulvérise alors le liquide sur des tampons d'ouate |hydrophile que l'on applique ensuite sur les points malades.

Avec les 2 procédés, il est bon d'être prévenu que quelquefois la peau présente, à la suite du traitement, des traces brunâtres très longues à disparaître (beaucoup plus rares toutefois à la face que sur les membres).

c) APPLICATIONS CAUSTIQUES. — Elles comprennent le *moxa* et surtout la *cautérisation ignée*.

Le *moxa*, autrefois très employé en médecine mentale, consistait « en un petit cylindre de matière combustible, ordinairement de coton imbibé de nitrate ou de chlorate de potasse, que l'on faisait brûler lentement sur la peau ». Il est abandonné aujourd'hui de même que le *cautère chimique*.

La *cautérisation ignée (pointes de feu)*, sous forme de petites brûlures peu profondes, rapidement faites au moyen du thermocautère et, par suite peu douloureuses, est, au contraire, journellement employée dans les cas d'inflammation de la moëlle (myélites) ou des nerfs périphériques (névrites). Enfin, de ces divers procédés on pourrait rapprocher le *séton* (plaie à deux ouvertures faite sous un pli de la peau ou à la nuque et dont on entretient la suppuration), l'*injection sous-cutanée de liquides irritants* (eau, chloroforme, nitrate d'argent, acide phénique...) et les injections, plus récemment proposées, d'*air filtré* (contre les douleurs de névralgies).

Tous ces moyens, qui ont joui d'une grande vogue, tendent de plus en plus à être abandonnés, sauf les pulvérisations réfrigérantes (contre les névralgies), la glace (en cas d'inflammation méningée), les pointes de feu. Mais, d'une façon générale, en *thérapeutique nerveuse, nous disposons, dans l'hydrothérapie et l'électricité, dont les multiples procédés se prêtent aux innombrables variétés d'indications que l'on peut rencontrer, des moyens à la fois efficaces et puissants et qui, en outre, à leur action dérivative et révulsive, joignent une importante action tonique générale.*

III. — HYDROTHÉRAPIE

L'hydrothérapie ne comprend pas seulement les pratiques
basées sur l'usage de l'eau froide, mais bien l'ensemble des méthodes basées sur les applications de l'eau à diverses températures, de l'air chaud et sec et de l'air chaud saturé d'humidité.

Nous allons donc étudier :

1° Les effets physiologiques des agents employés en hydrothérapie ;

2° Les divers modes d'application de ces agents ;

3° Les applications de ces données à la production des effets
thérapeutiques ;

4° Enfin, les indications de ces méthodes dans les maladies
frappant le système nerveux.

1° **Mode d'action des agents employés en hydrothérapie.** — Action de l'eau aux diverses températures. —
A 34-35°, les applications prolongées n'amènent pas de modifications dans la température du corps (c'est ce que Bottey appelle
la *zone neutre*) ; nous allons donc étudier les effets produits par
l'eau à des températures au-dessus de cette zone neutre (eau
chaude) et au-dessous d'elle (eau froide) (1).

a) ACTION DE L'EAU FROIDE. — Elle se divise en 2 périodes : dans
la 1re, du fait des réflexes cutanés, la respiration se suspend, devient irrégulière, les vaisseaux périphériques se contractent et
chassent le sang vers les organes internes. Puis, plus ou moins
rapidement, suivant les sujets, se montre la 2e période, dite de
réaction, caractérisée par l'ampleur de la respiration, la vaso-dilatation cutanée, une sensation de chaleur et de bien-être. On
conçoit donc que, tant par action réflexe que par les modifications
successives intenses qu'elle amène dans la circulation, l'eau froide
produise l'effet d'un véritable coup de fouet sur les fonctions

(1) Cette classification est plus pratique pour l'étude que celle de Béni-Bard
(basée sur les sensations subjectives) en eau très froide (8°-12°), froide (12°-16°)
fraîche (16°-20o), dégourdie (20°-26°), tempérée ou tiède (26°-34°), chaude (34°40-°),
très chaude (40°-50°).

organiques, augmente les combustions et favorise les éliminations : elle a donc surtout une action *tonique et dépurative*. Toutefois, si l'application est de trop longue durée, les phénomènes de réaction peuvent ne pas persister et les phénomènes de la 1re période peuvent se reproduire et s'exagérer même, au point d'aller parfois jusqu'à la syncope ; c'est ce qu'il faut éviter.

b) ACTION DE L'EAU CHAUDE.—- Si elle est simplement chaude (34 à 40)°, l'eau ne produit pas de modifications sensibles de la température du corps, elle agit surtout sur la peau qu'elle assouplit et débarrasse de ses débris épidermiques ; elle facilite en outre la sécrétion des glandes et, par suite, favorise les phénomènes de désassimilation ; enfin elle amène la *sédation de l'excitation*.

Plus chaude, c'est-à-dire entre 40 et 50° (température d'ailleurs bien difficile à supporter à moins d'une élévation graduelle), elle produit une vaso-dilatation cutanée intense qui se traduit par la congestion des téguments, l'exagération de la sueur, la rubéfaction de la peau, de là une *action locale révulsive et dérivative;* en outre elle produit une *excitation générale* portant sur les nerfs moteurs et sensitifs, sur le cœur… (ces phénomènes peuvent d'ailleurs, par leur exagération, amener une fatigue extrême, la céphalée, les vertiges et même des syncopes).

b) **Effets des moyens de sudation** (étuve sèche, étuve humide, maillot, enveloppement). — On les emploie surtout comme moyens *révulsifs et spoliatifs;* et en outre pour produire l'échauffement du corps (ou préaction) avant la douche chez les sujets qui ne peuvent pas faire d'exercices actifs, de façon à faciliter la réaction. Il n'est d'ailleurs guère que le *maillot humide* qui soit susceptible d'être employé isolément (c'est-à-dire autrement qu'à titre d'adjuvant d'une autre méthode, la douche, par exemple); le sujet étant enveloppé dans un drap mouillé que l'on recouvre d'une couverture, des applications de courte durée produisent la sédation (celle-ci augmente encore si on multiplie les applications successives sans attendre la réaction pour en faire une nouvelle); les applications de longue durée, au cours desquelles la sudation se produit (ce qui exige un temps très long) produiraient, au contraire, l'excitation générale.

2° **Modes d'application des moyens employés en**

hydrothérapie. — Les moyens de sudation sont peu employés en neurologie, nous aurons donc seulement en vue l'emploi de l'eau ; or celle-ci peut être utilisée avec ou sans pression.

a) **Emploi de l'eau sous pression**. — Douches. — Les douches sont divisées en *locales* ou *générales* selon qu'elles portent sur une partie du corps seulement ou sur toute l'étendue du revêtement externe ; ou bien en *douches fixes* (comprenant les *douches en pluie verticale, en pluie circulaire, en lames concentriques, en colonne, en nappe, en cercles...* tous modes connus, et d'ailleurs peu employés), et en *douches mobiles* (qui sont la véritable manière d'employer l'eau sous pression). Pour ces dernières, il suffit d'un tuyau de caoutchouc au bout duquel on fixe un ajutage variable avec lequel on peut donner la *douche en jet* (simple ou brisée), la *douche en pluie mobile*, la *douche partielle*, la *douche écossaise...*

La *douche en jet* est le type des douches froides ; la durée doit en être d'autant plus courte que l'eau est plus froide (en moyenne de 10 à 20 secondes à 12°).

La *douche en pluie mobile* est le type des douches tièdes ; elle est supérieure à la douche en pluie verticale qui frappe la tête, inconvénient que l'on peut, il est vrai, éviter en employant la douche en pluie circulaire dans laquelle la pomme d'arrosoir ne comporte pas de trous à sa partie centrale.

Douche écossaise. — Son principe est de faire succéder à l'*action plus ou moins prolongée* de l'eau chaude, l'action *courte* de l'eau froide ; elle diffère donc de la douche alternative, où l'on fait alterner, par périodes *égales*, l'eau chaude et l'eau froide. Selon la manière de l'administrer, on peut produire trois sortes d'effets, d'où la classification de Bottey en : *douche écossaise révulsive, douche écossaise révulsive et tonique, douche écossaise sédative et tonique.*

Dans le 1er mode, on administre une douche suffisamment chaude et suffisamment prolongée pour produire une coloration rouge sombre de la peau, puis on donne une douche très froide de très courte durée de façon à amener une très légère diminution de la rougeur. Cette douche révulsive est surtout utilisée contre les douleurs et les névralgies.

Le 2ᵉ mode diffère du précédent par la plus grande durée de l'application froide : il est indiqué dans les états chloro-anémiques où l'organisme a besoin d'être stimulé.

Dans le 3ᵉ enfin on amène l'eau plus lentement à une température élevée (moins élevée d'ailleurs que dans les cas précédents : 35 à 40° au lieu de 45 à 50°) ; on maintient quelque temps cette température, et on l'abaisse ensuite lentement. Avec ce genre de douche, destinée à produire une sédation énergique des phénomènes d'excitation, il faut se méfier de la lenteur possible de la réaction.

b) **Emploi de l'eau sans pression :** *lotions, affusions* et surtout *immersion* et *drap mouillé.*

IMMERSION. — 1° *Immersion froide :* d'une façon générale, quand elle est courte, elle produit une action tonique (tel est le cas du bain froid).

2° *Immersion tempérée :* elle jouit, surtout quand elle est prolongée assez longtemps, d'une puissante action sédative que l'on utilise avec avantage contre les états douloureux (coliques hépatiques, affections douloureuses utérines.....), les états irritatifs, l'excitation nerveuse et l'agitation maniaque (dans ce dernier cas il est bon d'y adjoindre des affusions froides sur la tête pendant le bain). — On emploie enfin quelquefois le *demi-bain,* dans lequel le malade est assis dans une baignoire à demi remplie d'eau dégourdie, pendant qu'on lui pratique, avec les mains trempées dans l'eau du bain, des frictions sur la poitrine et le dos (ou bien encore pendant qu'on fait des affusions froides sur ces parties) : ce demi-bain joint *l'action tonique à l'action sédative.*

DRAP MOUILLÉ. — Cette méthode, très simple, très facile à employer dans tous les milieux, pouvant remplacer la douche froide, peut s'employer de deux façons :

1° On peut jeter sur le corps du patient, après qu'il s'est mouillé la tête et la poitrine avec de l'eau, un drap mouillé d'eau froide et plus ou moins tordu, selon le but qu'on se propose ; on frictionne ensuite par derrière tandis que le malade se frictionne lui-même par devant et ce jusqu'à ce que le drap s'échauffe, puis on continue avec un drap sec.

2° D'autres fois, le drap est imbibé d'eau fraîche et non plus froide et, au lieu de frictionner, on se contente de faire de simples tapotements.

L'action est différente selon que le drap est plus ou moins mouillé : *avec un drap fortement tordu et peu mouillé, c'est l'excitation ; avec un drap non tordu, par suite, très humecté, c'est la sédation.*

3º **Effets thérapeutiques**. — *a*) **Effets sédatifs.** — Nous disposons :

1º Des applications froides, longues et exemptes de percussion dont le type est l'immersion (la meilleure méthode est la piscine ou le bain de rivière avec natation) ;

2º De l'immersion tiède, si on redoute que l'immersion froide n'amène la sidération et des congestions internes ;

3º Des affusions, des lotions froides, du drap mouillé peu tordu, si, pour une raison quelconque, les méthodes précédentes sont interdites ou impossibles à employer.

Béni-Barde fait cependant remarquer que l'effet peut ne se produire que très tardivement et à la suite d'un traitement de longue durée ; c'est que, en effet, l'excitabilité dépend de l'état général et « la sédation n'apparaît souvent qu'après une transformation générale de l'économie et comme résultat final d'un traitement hydrothérapique long et bien conduit, c'est donc une *sédation indirecte* ».

b) **Effets d'excitation.** — Il faut une action énergique d'emblée (douche) et d'une durée d'autant plus courte que l'on veut une excitation plus forte ; on peut donc graduer facilement les effets : on emploie la douche froide de courte durée, pour obtenir une excitation intense et des douches plus prolongées ou des affusions froides si on veut une excitation moindre.

c) **Effets toniques.** — Tandis que l'on cherchait dans les cas précédents seulement une secousse brusque de l'organisme, on se propose cette fois d'obtenir un effet permanent et durable : c'est ce qu'on réalise au moyen de la douche froide, surtout en jet brisé, d'une durée assez longue (20 à 3o secondes). Cette action tonique de l'hydrothérapie est d'ailleurs une de celles auxquelles on fait le plus souvent appel en thérapeutique nerveuse, car il n'est guère de cas où « l'état de faiblesse de l'organisme ou le défaut de nutrition générale ne soit à incriminer, soit à titre de cause directe, soit à titre de circonstance aggravante dans la genèse des accidents ».

d) **Effets antithermiques et anti-infectieux éliminateurs.** Ils ne rentrent pas directement dans notre cadre.

4° **Indications.** — Par l'action régulatrice qu'elle apporte dans la circulation et dans les échanges, et, par suite, dans les éliminations, par les modifications qu'elle amène dans les phénomènes sensitifs et moteurs, l'hydrothérapie s'impose dans le traitement des maladies nerveuses.

Mais « si elle est le plus souvent indiquée d'une façon générale, elle peut cependant être contre-indiquée dans une de ses pratiques » ; il faut donc, dans le choix du procédé à mettre en œuvre, de même que pour la durée (1) de l'application, prendre en considération, non seulement la nature de la maladie, mais aussi, et urtout, les qualités du malade et cela ne peut se faire que « en interrogeant l'économie : cet essai aura donc pour but de rechercher avec quelle rapidité la réaction se produit et quelle est sa durée, d'apprécier si la respiration est troublée, si le système nerveux a été fortement impressionné, si la circulation a été sensiblement modifiée et de quelle manière... » ; il y a donc là une question de tact et de sens clinique qui empêche de donner des règles absolues pour le traitement hydrothérapique et c'est sous cette réserve que nous allons décrire les principales indications.

Maladies du système nerveux périphérique. — Selon Dujardin-Beaumetz, il n'est pas « de meilleur moyen, non pas pour arrêter les accès névralgiques, mais pour en empêcher le retour ». On conseille surtout les sudations et les douches chaudes locales.

Maladies organiques des centres. — L'hydrothérapie est employée plutôt à titre de palliatif dirigé contre les symptômes d'excitation et de dépression qu'à titre curatif de la lésion (il faut même dans l'emploi des douches une extrême prudence dans les maladies de la moëlle, car elles risqueraient de « produire

---

(1) Dans le doute, on se rappellera que « une douche trop courte est sans inconvénient et que une douche trop longue est toujours dangereuse » (Fleury).

des aggravations des processus phlegmasiques et scléreux, en amenant la congestion de la moëlle »). Les douches sont surtout utiles dans les cas de « paralysies *sine materia* qui apparaissent au cours des névroses ou bien de celles qui ont une origine dyscrasique et accompagnent la diphtérie et les maladies aiguës ou bien encore dans les paraplégies observées dans l'anémie et la chlorose ». Il faut enfin, dans ces maladies, se méfier des perversions fréquentes de sensibilité des malades qui peuvent confondre le froid et le chaud, ce qui est une cause possible d'inconvénients.

NÉVROSES. — L'emploi de l'hydrothérapie est parfaitement rationnel et ce à plusieurs titres : tout d'abord, il s'agit souvent de sujets intoxiqués ou ayant besoin d'être tonifiés, et enfin ils présentent des phénomènes d'excitation ou de dépression qu'il faut combattre. Tous les procédés peuvent être employés (toutefois ici la prudence est indispensable en raison de l'extrême variabilité de la puissance de réaction de ces malades) et parmi ceux qui semblent plus spécialement affectés à des cas déterminés, nous ne citerons que la douche sulfureuse recommandée contre la chorée et la balnéation chaude contre les états convulsifs (état de mal épileptique, convulsions de l'enfance, méningite, rhumatisme cérébral, delirium tremens...).

MALADIES MENTALES. — L'hydrothérapie peut être employée soit à titre de moyen curatif ou palliatif, soit à titre de moyen de répression.

A *titre curatif ou palliatif*, on emploie surtout les moyens ordinaires de l'hydrothérapie (bains, douches en jet, affusions...) dans le but de tonifier et de modifier le terrain morbide sur lequel évolue la psychopathie. En outre, on rencontre d'autres indications plus spéciales : grande agitation maniaque, délire alcoolique violent (où les bains chauds avec affusions froides ou douches en pluie très fine sur la tête sont très utiles)...

A *titre de moyen de répression*, la douche classique, autrefois employée d'une façon systématique dans le traitement de l'aliénation, et qui consistait à « faire tomber, de plus ou moins haut, une grosse colonne d'eau sur la tête du malade maintenu de force dans une baignoire », est un moyen barbare qui, chez les uns, produit une dépression excessive pouvant aller jusqu'à la syncope, et chez les autres n'amène que des bravades. On ne doit donc en user que d'une façon exceptionnelle quoique, selon Morel, le médecin qui, pour corriger les tendances dangereuses d'un aliéné ou pour l'arracher à la mort (par exemple en le forçant à accepter l'usage des aliments qu'il refuse), emploie l'impression de la douche ne soit pas plus coupable que le chirurgien qui ampute un membre gangrené pour sauver un individu ». Cette raison est, en fait, bien spécieuse, car le chirurgien n'ampute que faute d'un autre moyen de traitement, tandis que nous avons à notre disposition la cellule ou le bain chaud contre les actes délictueux ou l'agitation extrême, le gavage à la sonde contre le refus de nourriture, la surveillance contre les tentatives de suicide...

5° **Contre-indications.** — La *saison froide* ne constitue qu'une contre-indication relative : il sera préférable, quand on pourra attendre, de ne commencer le traitement qu'en été ou dans une saison intermédiaire, mais ensuite on pourra le continuer sans interruption. Les *règles* n'en sont pas non plus une cause d'arrêt, au contraire même, dans certains cas, l'hydrothérapie peut être dirigée spécialement contre des troubles physiques (1) ou psychiques qui relèvent de leur influence.

La *grossesse* et l'*allaitement* commandant seulement des ménagements.

La *répulsion*, la *difficulté à réagir* ne sont pas non plus des contre-indications à l'emploi de cette méthode de traitement, car on peut s'en rendre maître en évitant, au début, de faire porter le jet d'eau froide entre les deux épaules, et en outre en « acclimatant » le sujet par l'usage d'abord exclusif d'une douche en jet brisé dirigée seulement sur les parties inférieures du corps (dont on augmente progressivement l'étendue et la durée) ou, dans les premiers temps, d'une douche chaude suivie d'une courte douche froide ; enfin, on favorisera la réaction par des frictions excitantes et surtout en la préparant par la « *préaction* » (marche, exercice modéré, enveloppement dans le maillot humide avant la douche).

(1) Contre les règles douloureuses on donne des douches froides ou des douches écossaises sur les pieds, les lombes ou le bassin. En cas de pertes excessives, on donne des douches entre les épaules ou sur la plante des pieds.

Au contraire, les *maladies de l'appareil circulatoire* sont souvent une cause d'interdiction des pratiques hydrothérapiques, en raison des modifications successives importantes de pression que celles-ci provoquent dans les vaisseaux : au premier rang vient l'artériosclérose (et par suite la vieillesse, mais seulement la vieillesse vraie, celle que caractérise « l'âge des artères » et non pas seulement l'acte de naissance), et sur le même plan, les affections cardiaques mal compensées. Dans le cas où le traitement hydrothérapique serait indispensable, on pourrait cependant en tenter l'usage, mais avec ménagements (surtout sous forme de douches moyennement chaudes suivies d'applications modérément froides).

Les *maladies aiguës de l'appareil respiratoire* sont aussi souvent une contre-indication à l'emploi des douches, surtout chez les individus âgés dont le cœur trouve déjà dans l'obstacle broncho-pulmonaire que rencontre la circulation un surcroît de travail. — La *tuberculose* permet presque toujours l'emploi de l'hydrothérapie sous toutes ses formes.

IV. — ÉLECTROTHÉRAPIE

L'observation des effets produits par les courants électriques (commotion, contracture musculaire) devait amener à en étudier l'usage dans les maladies en général et plus particulièrement dans celles du système nerveux.

On l'emploie aujourd'hui sous 3 formes principales : *électricités statique, magnétique, faradique* (quant aux méthodes basées sur l'emploi des machines dynamos, des courants sinusoïdaux, des courants de Watteville ou galvano-faradiques, des courants de haute fréquence... leurs résultats ne sont pas encore définitivement établis).

Quelle que soit d'ailleurs la forme employée, c'est toujours le même agent, c'est-à-dire la même modalité de l'énergie, qui est mise en jeu et les *différences d'effets résultent des questions de quantité et de tension*. Or, les appareils statiques donnent de faibles quantités d'électricité, mais à une grande tension ; les appareils dynamiques se conduisent d'une façon diamétralement opposée, et les faradiques sont intermédiaires aux deux (ils transforment en quelque sorte le courant de la pile, qui est « un courant de quantité, en un courant de tension, mais la tension obtenue n'atteint jamais le degré de celle que donne la machine statique) ».

1° **Modes d'emploi et effets.** — *a*) **Electricité faradique** (ou *courants interrompus* ou d'*induction*). — Les appareils employés se composent d'une pile, d'une bobine d'induction (du type Ruhmkorf ou mieux à chariot), et d'un appareil spécial, dit trembleur, qui peut être réglé de façon à donner des interruptions plus ou moins rapides.

On peut procéder de 4 façons :

a) Les deux électrodes sont placées de part et d'autre du point sur lequel on veut agir de telle façon que le courant passe par ce point en allant de l'un à l'autre.

b) Un pôle est sur le point où doit porter l'action et l'autre dans l'eau d'un bain dans lequel le malade plonge complètement ou seulement partiellement.

c) Les deux pôles peuvent être placés dans l'eau d'un bain (bain faradique).

d) On peut, enfin, relier le malade à un des pôles et l'opérateur à l'autre, celui-ci ferme alors le circuit en frictionnant ou massant les parties sur lesquelles il veut agir.

Ces courants produisent des contractions musculaires pouvant aller jusqu'à une véritable tétanisation, en même temps que des sensations caractéristiques ; ils agissent donc sur le système nerveux périphérique et sur la sensibilité ; leur *indication essentielle est par suite de réveiller les fonctions des organes paralysés.* En outre ils peuvent produire une *action révulsive* (si on emploie un pinceau métallique comme électrode) et une *activation de la nutrition générale* (activation de la circulation, augmentation de l'appétit, retour du sommeil) par le bain faradique (mais cette dernière action se retrouve bien plus intense et au maximum avec les courants de haute fréquence et avec l'électricité statique). Tous ces effets varient d'ailleurs suivant la rapidité plus ou moins grande des interruptions, suivant que l'on emploie un courant de fil fin ou de gros fil, etc.

b) **Electricité galvanique** ou *courants continus.* — Elle est donnée par des piles : on emploie des batteries de 6 — 24 — 40 éléments au bisulfate de mercure disposés de telle façon que l'on peut réunir à volonté l'action d'un nombre variable d'entre eux ; on y joint ordinairement un appareil de mesure de l'intensité du courant (galvanomètre), car celle-ci, dépendant à la fois de la force électro-motrice et de la résistance opposée par les tissus (qui est éminemment variable), le nombre d'éléments employés ne donne, à lui seul, que des renseignements insuffisants.

Pour l'application de ce mode d'électrisation, on dispose des mêmes procédés que pour les courants faradiques et on peut, en outre, utiliser les variations de potentiel dues à l'ouverture ou à la fermeture du circuit, soit en déplaçant les électrodes, soit en manœuvrant des interrupteurs spéciaux.

L'emploi des courants galvaniques nécessite 2 sortes de précautions :

1º *Eviter, sauf indication spéciale, les brusques variations de potentiel* qui provoquent des secousses désagréables (on ramènera donc toujours le courant à zéro avant de changer les électrodes de place, de renverser le courant ou bien , si on déplace les électrodes (courants labiles), on aura soin de le faire sans quitter le contact de la peau).

2º *Eviter les effets électrolytiques* (formation d'eschares sur les téguments au niveau des électrodes) : pour cela, on emploiera comme électrode indifférent une très large plaque bien appliquée sur la peau et changée de place de temps à autre si la séance doit durer longtemps. Enfin, étant donné que, en dépit de nos précautions, une eschare peut se produire, il faut toujours placer l'électrode dans une région cachée (région lombaire, par exemple), où la cicatrice serait sans inconvénient.

Appliqués d'une façon continue et sans variation brusque de potentiel, ces courants ne produisent pas de contractions musculaires et, au point de vue subjectif, à peine une légère sensation de fourmillement (sauf les cas où l'action électrolytique entre en jeu et ceux d'intensité excessive du courant). Dans ces conditions, l'action, portant seulement sur la *nutrition intime des éléments anatomiques*, est utilisée dans le traitement des atrophies. En outre les courants galvaniques jouissent, selon les cas, d'une action calmante ou excitante :

a) *Action calmante ou anélectrotonus.* — Elle serait le fait du pôle positif ou des courants descendants (selon qu'on attribue l'effet produit au sens du courant ou à la nature du pôle appliqué sur le point à traiter).

b) *Action excitante ou cathélectrotonus.* — Elle serait due au pôle négatif ou au courant ascendant.

Cas particulier de l'emploi des courants galvanique et faradique : électrisation du sympathique. — Cette méthode, qui aurait rendu des services dans certains cas d'hémiplégies céré- brales, de névralgies du trijumeau, de migraines, de paralysies bulbaires, de paralysies et spasmes de la face, de paralysies des muscles oculo-moteurs de maladie de Basedow, de névro-rétinite, de paralysies saturnines, de sclérodermie... se pratique en faisant passer un courant de faible intensité entre deux électrodes, l'un (positif) appliqué sur le rachis et l'autre (négatif) profondé- ment enfoncé sous l'angle de la mâchoire, entre l'os hyoïde et le sterno-mastoïdien (il est probable que l'action produite est com- plexe et que le pneumogastrique et les plexus de la région y par- ticipent en même temps que le sympathique).

c) **Electricité statique** ou *électricité par frottement* ou *franklinisation.* — Les machines employées comprennent comme partie essentielle une roue qui frotte sur des coussins ou sur des balais métalliques ; des pièces accessoires sont chargées de recueillir l'électricité ainsi produite ; les principaux types employés sont la machine de Carré et ses modifications (Arthuis) et la machine de Wimshurst.

Le sujet se place, habillé, sur un tabouret isolant après avoir enlevé les objets métalliques qu'il peut avoir sur lui (en particulier ses clefs et sa montre) ; on peut alors procéder de diverses façons.

1° Bain statique. — Un des pôles de la machine (ordinaire- ment le négatif) est mis en rapport avec le tabouret et l'autre avec le sol. Le malade ne ressent aucune sensation à moins de contact avec un objet non isolé.

2° Souffle et douche. — Si, le malade étant dans les conditions précédentes, on approche de lui une pointe métallique, il éprouve la sensation d'un souffle léger ; celle-ci devient plus vive et sem- blable à un courant d'air violent ; si, au lieu d'une pointe unique, on emploie un plateau garni d'une série de pointes, c'est alors la douche statique.

Si la pointe était approchée plus près, il se produirait une aigrette lumineuse, l'*aigrette ou effluve statique*.

3° ÉTINCELLES. — Si, au lieu d'une pointe, on approche un corps mousse, une sphère métallique reliée au sol, par exemple, il se produit une étincelle et le malade ressent une piqûre et une commotion. — Si la boule est enveloppée d'une étoffe de laine qui l'isole, on obtient seulement une série de picotements sans commotion (1).

D'une façon générale on emploie la douche ou le bain et on le fait suivre, au bout d'un temps plus ou moins long, de l'usage d'une des autres méthodes (2).

Les *effets locaux* sont la diminution et même la disparition des sensations pénibles : douleurs, paresthésie, prurit...

Les *effets généraux* sont plus importants que les précédents : le pouls est accéléré, la respiration devient plus profonde, les règles suspendues reparaissent, la nutrition est activée (comme le montrent l'augmentation de la quantité et de la qualité des urines, l'accroissement de la capacité respiratoire du sang, l'activation des combustions organiques); enfin, les phénomènes nerveux se régularisent, les excités sont calmés, les déprimés sont remontés, autrement dit, l'innervation est ramenée à la normale.

2° **Indications.** — A condition de ne pas employer systématiquement tel ou tel procédé, mais de s'en remettre à la manière de réagir du malade, l'électricité est susceptible de donner, du double fait de son action générale tonique et de ses effets locaux, des résultats analogues à ceux de l'hydrothérapie et même de réussir dans des cas où celle-ci a échoué ou bien est inapplicable pour une raison quelconque.

a) **Névralgies.** — Dujardin-Beaumetz la déclare « un des agents les plus actifs dans les cas rebelles ». — Arthuis emploie l'étin-

---

(1) Il faut avoir soin de toujours faire agir les manœuvres dans le sens du trajet des nerfs.

(2) On peut aussi, pour l'application de tous ces procédés, employer la « méthode inverse » (Arthuis), le courant passant par l'intermédiaire du corps de l'opérateur placé sur l'isoloir.

celle statique, mais en général on donne la préférence soit à la faradisation, soit à la galvanisation (avec le pôle positif mobile ou avec des courants descendants et de faibles intensités : 8 à 10 milliampères). Le choix entre les deux méthodes n'a rien d'absolu et, par exemple, le courant continu réussit, en général, mieux dans le cas de névralgie sciatique et le courant interrompu quand la douleur siège sur un nerf crânien (1). Toutefois, dans le cas où le nerf est altéré anatomiquement, c'est-à-dire quand la douleur est liée à une névrite, il faut éviter les courants interrompus.

b) **Paralysies.** — En dehors de son action par suggestion dans celles qui sont de nature hystérique, l'électricité jouit d'une action réelle contre toutes les paralysies et ce, en excitant la vitalité des parties malades et en empêchant la dégénérescence des muscles immobilisés. On se trouve bien d'ordinaire, au début, de l'emploi exclusif du courant continu stable; plus tard, on fait en outre quelques interruptions à la fin de chaque séance et ce n'est que tardivement que l'on peut employer les courants faradiques dont l'action tétanisante aurait pu être nuisible en produisant des contractures à l'époque où il y avait encore de l'irritation du côté des centres lésés.

Cependant Arthuis emploie l'électricité statique, même d'une façon précoce, dans les hémiplégies dues à des hémorragies cérébrales : c'est une pratique qui est loin d'être acceptée sans contestations.

c) **Névroses.—Hystérie.**— On peut employer l'électricité contre l'hystérie dans deux conditions : pendant l'attaque, pour l'arrêter ; ou bien en dehors de toute attaque et dans les hystéries non convulsives.

1° *Pour arrêter l'attaque d'hystérie*, on a conseillé l'emploi de courants galvaniques de faible intensité (8-10 mill.) un pôle étant placé sur le front et un autre en un point quelconque, avec des renversements fréquents du sens du courant.

2° *En dehors de toute attaque* l'électricité peut être employée dans 2 conditons : à titre de médication symptomatique, elle est

----

(1) Dans ce cas, il faut éviter l'emploi des fortes intensités qui pourraient amener la production de phosphènes et de syncopes.

appelée à rendre de grands services (peut-être pour une large part grâce à l'action suggestive qu'exercent la vue des appareils et les sensations que provoque leur emploi) contre les paralysies (faradisation, étincelle statique), contre les contractures (pinceau galvanique ou faradique, douche statique localisée), contre les anesthésies ou les hyperesthésies cutanées (pinceau, étincelle statique), contre l'état d'agitation ou de dépression (bain statique avec ou sans effluves, haute fréquence). Comme médication générale, c'est avec l'électricité statique (surtout sous forme de douche) que l'on obtient les meilleurs résultats, à condition, toutefois, de persévérer dans son emploi : alors le caractère s'améliore, devient plus égal, la nutrition s'accélère, le sommeil reparaît, les accès s'espacent.

d) **Neurasthénie.**—L'électricité statique en est le grand mode de traitement, surtout grâce à l'action générale produite par le bain. Accessoirement on utilise les étincelles contre certains symptômes : on les dirige sur le rachis et les membres en cas d'asthénie musculaire, sur les lombes et le sacrum en cas d'impuissance (sauf s'il y a en même temps des pertes séminales), sur les fosses iliaques contre les douleurs ovariennes, sur l'épigastre contre les troubles dyspeptiques, sur le côlon contre la constipation...... Quelquefois cependant l'électricité statique ne donne aucun résultat et on se trouve bien alors de l'emploi de la galvanisation ou de la faradisation générale.

e) **Goître exophtalmique.**—Ici il y a contre-indication absolue à l'emploi de l'électricité statique, qui est mal supportée en raison de la diminution considérable de la résistance de ces malades aux courants électriques. Les uns (Erb) emploient les courants galvaniques, les autres (Vigouroux) préfèrent les faradiques (les mêmes discordances se rencontrent, d'ailleurs, à propos des traitements adjuvants : par exemple, Erb ordonne l'hydrothérapie en même temps que l'électricité, tandis Vigouroux la repousse).

Avec la 1re méthode, on emploie la galvanisation ascendante du rachis à laquelle on pourrait ajouter avec avantage la galvanisation transversale de la tête et celle du sympathique. Avec la 2e méthode, on place le pôle positif sur les vertèbres cervicales et on porte successivement le pôle négatif sur la région carotidienne, sur la tumeur thyroïdienne, sur la région orbito-palpébrale, puis on retourne le courant et on met le pôle négatif sur la région précordiale.

f) **Chorée.** — On a surtout employé la galvanisation du rachis et le bain galvanique : ces moyens ne sont guère à recommander que dans les cas où la guérison traîne.

g) **Maladies de la moëlle.** — Il est difficile de savoir si un courant appliqué sur le rachis pénètre ou non jusqu'à la moëlle; quoi qu'il en soit, on peut agir par voie réflexe sur la circulation intrarachidienne, l'emploi de l'électricité dans ces maladies n'est donc pas dénué de toute base physiologique.

Dans les myélites, on emploie les courants galvaniques, mais on s'entend mal sur le sens à leur donner : pour Erb, ils devraient être descendants dans les cas d'états irritatifs, de processus aigus, ou bien encore chez les sujets sensibles, excitables, et ascendants dans les cas caractérisés par la faiblesse et la paralysie. Certains auteurs n'attachent, d'ailleurs, aucune importance à ce sens et appliquent simplement un pôle plus ou moins haut sur le rachis et l'autre dans un bain de pieds.

h) **Ataxie locomotrice.** — L'électricité y a été employée sans grand résultat à titre de traitement de la maladie même : on a préconisé la galvanisation; à titre de médication symptomatique on a recommandé surtout le pinceau faradique contre les douleurs fulgurantes et la galvanisation du trijumeau contre les troubles oculaires (galvanisation centripète pour Bénédik, centrifuge pour Erb; d'autres appliquent simplement un pôle sur le front et l'autre sur la nuque).

ı. **Maladies de l'encéphale.** — L'électricité pénètre-t-elle à travers les parois du crâne? Agit-elle directement sur les cellules? Agit-elle en modifiant la circulation par une action vaso-matrice? Agit-elle enfin seulement en vertu des réflexes que provoque son application sur les téguments? Voilà autant de questions auxquelles il est impossible de répondre! On s'explique, par suite, que l'électricité soit peu usitée dans le traitement des maladies de l'encéphale.

On l'a parfois conseillée dans le cas d'hémorragie cérébrale, dès son début, pour favoriser la résorption du sang épanché et réveiller les éléments anatomiques frappés de stupeur ou de phénomènes d'inhibition, mais il faut une extrême prudence, car on peut redouter des accidents graves du côté des vaisseaux. Plus tard, on emploie l'électrisation contre les conséquences de l'hémorragie (paralysies) : elle porte alors sur les troncs nerveux ou les masses musculaires (parfois cependant on emploie l'électrisation directe de l'encéphale).

Enfin, on pourrait encore citer d'autres maladies au cours desquelles l'électricité — peut-être plus particulièrement sous forme d'électricité statique — pourrait rendre de grands services : telles sont l'épilepsie, l'insomnie nerveuse, les migraines, les spasmes fonctionnels (crampes des écrivains, des pianistes...), les tremblements, les phobies diverses, les incontinences...

V. – KINÉSITHÉRAPIE

Cette méthode, basée sur l'emploi des mouvements, comprend 2 grandes modes : le *massage* et la *gymnastique proprement dite*.

1⁰ **Massage.** — Il comprend 4 ordres de manœuvres :

a) Frictions : tantôt légères (*passes, frôlements, attouchements*), tantôt rudes (*frictions proprement dites*) faites sur la peau, préalablement enduite d'un corps gras, par les mains du masseur ou au moyen d'un instrument quelconque (un rouleau par exemple).

b) **Pressions.** — Douces ou fortes (*pétrissage, malaxation, froissements, pincements, sciage*).

c) **Percussions.** — Faites soit avec le bord de la main, soit avec le poing fermé, soit avec des palettes.

d) **Mouvements provoqués** (flexions, etc.). — Ces mouvements établissent la transition entre le massage et la gymnastique.

Pour être utiles, il faut que ces manœuvres soient faites par une personne possédant des notions anatomiques suffisantes.

Action physiologique. — Localement, le massage débarrasse la peau des produits qui la recouvrent, régularise ses sécrétions, active sa circulation superficielle (surtout par les frictions et la flagellation) et profonde (par le pétrissage et les pressions), augmente la contractilité musculaire (surtout par le pétrissage et le tapotement) ; en outre il excite la vitalité des extrémités nerveuses et, par suite, est susceptible d'agir sur la moelle qui peut, à son tour, réagir par voie réflexe. — Du fait de ces actions locales, les échanges et la nutrition intimes des tissus sont activés, les produits excrémentitiels sont résorbés, brûlés, éliminés, les fonctions ralenties redeviennent normales : le sujet accuse alors une sensation de bien-être, il présente un appétit plus vif, une respiration plus active, l'élimination azotée des urines augmente, la force musculaire s'accroît.

Emploi thérapeutique. — L'action antiphlogistique du massage bien compris en a fait une méthode de choix contre de nombreux accidents : fractures, entorses.... ; son action tonique en a rendu l'usage courant contre les maladies de la nutrition ; enfin, en thérapeutique neurologique, on l'emploie dans plusieurs circonstances

1° Pour prévenir les raideurs articulaires, les atrophies musculaires, et pour activer les phénomènes vitaux ralentis chez les sujets qui sont dans l'impossibilité matérielle (ataxiques, par exemple) ou morale (1) (neurasthéniques et certaines aliénés) de prendre un exercice actif;

2° Pour lutter contre certains symptômes : douleurs (dans les névralgies, la sciatique surtout, dans la migraine, les céphalées diverses), spasmes, contractures, incontinence d'urine (massage de la région hypogastrique), anaphrodisie (massage, flagellation de la région lombo-sacrée), spermatorrhée ;

3° Surtout pour lutter contre les paralysies, quelle que soit leur origine (atrophie musculaire progressive, polyomyélite, ramollissement, hémorragie cérébrale...)

Dans tous les cas on peut aussi combiner l'action du massage à celle de l'électricité en faisant passer, comme nous l'avons vu, le courant par le corps de l'opérateur qui ferme le circuit au moyen de la main qui masse.

2° **Gymnastique.** — Elle comprend deux grandes méthodes :

---

(1) Il faut apporter beaucoup de prudence dans l'emploi du massage chez les tabétiques ; il doit alors surtout consister en manœuvres douces, car il ne faut pas oublier que, en raison des perversions de sensibilité de ces malades, on peut provoquer des accidents que, chez un individu sain, la douleur ou la fatigue auraient empêché de produire.

la *gymnastique aux appareils* et la *gymnastique suédoise* (1).

a) **Gymnastique avec appareils.** — Elle est fort employée, mais ne semble pas susceptible de rendre en thérapeutique les services que rend la deuxième, c'est donc seulement celle-ci et ses dérivés, que nous allons étudier.

b) **Gymnastique suédoise,** dite aussi *méthode de Ling* (du nom de celui qui l'a conçue, à la suite des bienfaits personnels qu'il avait éprouvés d'un exercice méthodiquement conduit contre des raideurs consécutives à une blessure). — Elle consiste « à provoquer la contraction volontaire de certains muscles, tandis qu'on leur oppose avec la main une résistance graduée ». — Voici un exemple de ses pratiques : le sujet étant couché, le gymnaste lui tient les mains et lui commande d'allonger le bras pendant qu'il s'oppose à ce mouvement avec une force variable qui devient de plus en plus considérable au cours des séances successives ; ensuite il lui commande le mouvement inverse en s'y opposant encore de même. « La résistance étant augmentée progressivement de jour en jour, le corps gagne donc de la force par degrés imperceptibles sans aucun danger, de sorte qu'il peut, au bout d'un certain temps, porter son poids, s'il le faut, par la force des bras, sans qu'il en résulte d'inconvénients. » C'est donc tardivement que l'on arrive à demander aux muscles cette force, tandis que, dans la gymnastique classique, c'est par là que l'on commence (tractions sur les bras aux anneaux, à la barre, à la perche) ; il est, par suite, exact de dire que, dans la méthode de Ling, « on arrive par degrés où partout ailleurs on commence ».

c) **Dérivés de la méthode de Ling.** — Ce sont :

1° GYMNASTIQUE DE CHAMBRE (méthode de Schreber). — Elle permet de « s'exercer sans appareil dans un local clos et couvert » et « se résume en projections diverses des membres dans le vide, en attitudes du tronc et en mouvements variés de la tête et du cou ».

2° GYMNASTIQUE DE L'OPPOSANT (Pichery). — On remplace l'antagoniste par une machine dite « opposant », laquelle consiste en échelles jumelles et en chaînes élastiques ou à ressorts (on

---

(1) Des manœuvres du massage et de la gymnastique il faut rapprocher la *mécanothérapie,* qui participe des deux et est précieuse contre les raideurs, les arthropathies, atrophies musculaires…

pourrait en rapprocher les appareils en vogue depuis quelque temps sous les noms d'*entraîneurs, exerciser...*)

d) **Avantages et inconvénients des diverses méthodes.** — La méthode suédoise pure a l'inconvénient de réclamer le concours de deux volontés et il n'est pas très commode « d'avoir sous la main, toujours prêt à entrer en lutte, un adversaire de force, de santé, d'âge, de caractère appropriés ». Mais, d'autre part, « il est impossible de substituer l'action aveugle d'une machine à la clairvoyance et à la délicatesse incomparables de fonctionnement qu'acquiert par l'exercice la main d'un homme intelligent et on fait remarquer avec raison que confier à un exécutant une machine est, à moins d'une surveillance de tous les instants, s'en remettre sur la manière d'en tirer parti à ses capricieuses inspirations ».

Quant à la méthode de Schreber, elle n'a guère de valeur qu'à titre d'exercices d'assouplissement, mais il lui manque, pour être vraiment utile, la nécessité de vaincre une résistance. C'est donc, en somme, la méthode de Ling dans toute sa pureté qui est la méthode idéale et celle qui se prête le mieux, grâce à la complexité et à la variété infinie de ses mouvements, aux indications que présentent les différents cas.

e) **Emploi en thérapeutique nerveuse.** — Paralysies. — On emploie, le plus souvent, d'abord seulement les mouvements provoqués, puis, plus tard, quand la mobilité volontaire commence à reparaître, la gymnastique suédoise.

Contractures. — On se trouve bien de l'emploi de toutes les manœuvres qui peuvent exciter le fonctionnement des muscles antagonistes des muscles paralysés et augmenter leur vitalité.

Spasmes fonctionnels (crampe des écrivains, des pianistes...). — La gymnastique alliée au massage des nerfs et des muscles rend des services fort notables et peut amener la guérison. — On masse pendant 8 ou 10 minutes, par des pressions de plus en plus fortes, les troncs des nerfs médian, radial et cubital, puis on saisit et frotte successivement chacun des muscles du membre supérieur, de la main à l'épaule. On procède ensuite aux mouvements de gymnastique en commençant par les mouvements actifs (extension, flexion, adduction, abduction des doigts, du poignet, du coude, de l'épaule); on recommence ensuite les mouvements pendant que le médecin s'y oppose avec une force chaque jour plus considérable (et surtout *sans saccade*). On obtient ainsi une rapide amélioration (1).

Névroses. — La gymnastique peut y être très utile : « quelle en est, en effet, la caractéristique? Ataxie ici, excitation là. Or le stimulant par excellence des fonctions organiques, l'exercice musculaire, est aussi par excellence le modérateur de l'excitabilité. Il est donc rationnel, dans la thérapeutique des névroses, de solliciter avec insistance l'activité du corps. » On ne saurait en particulier trop recommander, à titre de tonique général et de tonique nerveux en particulier, la gymnastique, aux malades atteints d'*hystérie*.

Épilepsie. — La gymnastique est regardée parfois comme utile à titre de palliatif des accès et des troubles mentaux, mais il faut l'employer avec prudence et avec mesure (2).

Chorée. — La gymnastique consistant en mouvements passifs, puis actifs *bien rythmés et cadencés* a été érigée par Blache en méthode de traitement (elle lui avait donné 102 cas de guérison en 39 jours et 6 en 122 jours). Voici comment il conseille de procéder :

« On met l'enfant devant soi en le maintenant avec les jambes, on lui prend les mains et on cherche à lui faire faire des mouvements réguliers de chaque bras, en comptant à haute voix, ou, ce qui est préférable, en chantant. On recommande bien à l'enfant d'écouter et de ne chercher à faire aucun effort pour son propre compte, car si on l'encourage trop tôt à agir à sa volonté, il ne donnera le plus communément que des mouvements brusques et désordonnés qui paralyseront vos tentatives. Il faut être vigilant dans ces premières manœuvres afin d'être toujours prêt à céder instantanément à une contraction brusque d'un membre. On

(1) Il ne faut pas reprendre le travail avant que la guérison se soit maintenue pendant un temps suffisant. — On fera ensuite employer des porte-plumes spéciaux ou bien un des appareils qui ont été préconisés (le plus simple est celui de Velpeau qui consiste en « une sorte de boucle maintenue dans la concavité de la main pour donner aux doigts le point d'appui qui leur est indispensable »).

(2) On interdit à cause des dangers particuliers qu'elles présentent pour ces malades, l'équitation, la natation, l'escrime. En outre, on évitera les exercices qui exigent une trop grande dépense d'activité musculaire, qui forcent à tenir la tête basse, ou exposent à trop vive lumière ou bien à une chaleur ardente.

maintient ensuite aussi bien que possible l'enfant par le bras et on cherche à lui faire exécuter des mouvements plus ou moins accélérés avec les jambes, mais toujours assez régulièrement cadencés sans s'occuper des fautes qu'il peut commettre. De temps en temps on le tient dans l'immobilité pour le faire profiter d'un peu de repos. On le place ensuite le dos appuyé contre une échelle orthopédique, on lui pose les mains, en les tenant, sur de petits échelons qui sont à droite et à gauche au-dessus de sa tête, on l'aide en le maintenant avec les jambes et on le tient ainsi suspendu le temps qu'il peut résister lui-même sans douleur ni fatigue ; on recommence cette petite manœuvre plusieurs fois de suite, puis on fait asseoir l'enfant pour le reposer. Si, pendant ce repos, on peut lui frictionner les bras, les épaules, tout le dos et un peu les jambes, on augmentera le bien qu'on lui fait. Il faut, surtout au commencement, ne jamais demander plus de résistance que les forces ne permettent d'en donner ». Plus tard, « dès qu'il y a un peu de mieux et que l'enfant commence à se familiariser avec ce qu'on lui fait faire, on le soumet, toujours avec la même prudence, à différents exercices nouveaux en l'invitant à partir de ce moment à faire usage de sa volonté » (mouvements de flexion, extension, etc., au commandement, immobilité, manœuvres à l'échelle horizontale et surtout aux barres parallèles). Enfin « quand il est à peu près maître de ses mouvements, il finit de se diriger seul en s'exerçant avec d'autres. »

Dans l'*éducation des idiots*, « l'action physique occupe un rang prédominant, c'est d'elle que naissent les idées, les élaborations intellectuelles » ; ainsi s'explique que la gymnastique produise sur la tenue, voire sur l'état intellectuel, des transformations merveilleuses.

3º — MOYENS PÉDAGOGIQUES

Par ces moyens, on se propose de mettre à même de communiquer avec le monde extérieur des gens qui n'en ont jamais été capables (sourds-muets) ou qui ont cessé de l'être (sourds, aphasiques), de combattre certains troubles des fonctions de relation (bégaiement, tics, paralysies, ataxie) ou bien, enfin, d'éveiller les fonctions affectives, intellectuelles et morales chez des individus qui les présentent à un degré insuffisant et même nul (idiots).

1° **Cécité.** — C'est surtout l'écriture et la lecture qu'il y a lieu d'enseigner à l'aveugle. — 3 méthodes peuvent être employées :

1° L'ÉCRITURE ORDINAIRE, mais l'aveugle ne peut alors ni se relire, ni lire ce que les autres écrivent ;

2° L'ANAGLYPTOGRAPHIE (méthode Braille), dans laquelle il écrit, en s'aidant d'un appareil spécial, au recto de son papier au moyen d'un poinçon avec lequel il fait une série de points, qui se traduisent au verso sous forme de saillies, dont l'ordonnancement correspond à un alphabet conventionnel fort simple ;

3° Enfin la STYLOGRAPHIE (méthode Mulot), méthode intermédiaire aux deux précédentes, dans laquelle il écrit sur un papier fort, reposant sur un molleton, avec un stylet mousse : il fait ainsi des caractères identiques à ceux qu'emploient les voyants et on peut les rendre lisibles pour ceux-ci, en plaçant sous le papier une feuille à décalquer bleue ; l'aveugle peut donc lire et se faire lire.

2° **Surdi-mutité.** — Dans le cas précédent, le sens supplémentaire à perfectionner était le tact, ici il faut surtout s'adresser à la vue et au sens musculaire. — La méthode ancienne de l'abbé de l'Épée, basée sur l'emploi de la mimique, a l'inconvénient de mettre le sourd dans les mêmes conditions « qu'un enfant que l'on destinerait à vivre en France et auquel on aurait enseigné comme langue l'anglais ou le chinois ». On emploie donc seulement la *méthode orale*. — A l'état normal, c'est par imitation, c'est-à-dire à l'aide du sens de la vue, que nous apprenons à parler, il pourra donc en être de même pour le sourd-muet ; mais, d'autre part, l'entendant jouit du secours de l'ouïe pour contrôler les sons qu'il émet et pour percevoir la parole des autres, il faudra donc, chez le sourd-muet, suppléer à l'absence de ce sens ; c'est ce que l'on fera en s'attachant à perfectionner, dès le plus jeune âge, la vue et le sens musculaire. Pour cela il faudra fixer l'attention sur les moindres détails des objets (faire imiter des mouvements exécutés devant le malade, faire reconnaître un objet les yeux fermés au moyen du palper...). En outre, on se rappellera que la condition *sine qua non* du langage articulé est de respirer méthodiquement, il faudra donc y exercer l'élève : on s'aidera dans ce but des sens précédemment perfectionnés (par exemple, on apprendra à faire les mouvements nécessaires du thorax, en faisant placer la main de l'élève sur la poitrine du professeur pendant qu'il fait des mouvements respiratoires, puis on fera faire des exercices variés, tels que souffler une bougie, souffler dans un sifflet...); enfin, une fois ces études préparatoires indispensables terminées, on passera à l'étude de la parole, c'est-à-dire de l'émission des sons (voyelles), et de leur articulation (consonnes, syllabes), en les émettant et articulant devant l'élève : celui-ci apprendra donc, en même temps, à lire la parole sur les lèvres (1).

3° **Aphasie**. — Dans le cas d'aphasie, c'est-à-dire de perte de la parole, les conditions sont variables : tantôt il faut faire une rééducation complète analogue à celle de l'enfant, en comptant sur l'hémisphère sain ; tantôt l'aphasie est incomplète et il peut, par exemple, persister une ou plusieurs des facultés, soit de perception (mémoire des images auditives ou visuelles des mots), soit de transmission (mémoire des images motrices articulaires ou graphiques) et, dans ce cas, il faudra s'attacher à développer celles qui sont restées indemnes pour favoriser les suppléances. S'agit-il, par exemple, d'un malade atteint de surdité verbale, « il cherchera à répéter, à articuler les mots qu'il entend, mais dont il ne saisit pas le sens et, grâce à ces mouvements, il finira par les comprendre (le centre moteur articulaire vient donc au secours du centre auditif), ou bien, il écrira le mot qu'il entend pour en saisir le sens (le centre moteur articulaire graphique vient donc au secours du centre auditif). » Cet exemple, emprunté à J. Charcot, montre quelles méthodes pourra employer le médecin dans le traitement de l'aphasie.

4° **Bégaiement** (2). — Ici de même que pour enseigner la parole

---

(1) Dans le cas de surdité sans mutité (surdité acquise passé 8 ou 10 ans), la lecture sur les lèvres est seule à enseigner ; il suffira donc de se placer avec l'élève devant un miroir et de prononcer en même temps que lui les voyelles, les mots...

(2) Il faut, avant d'entreprendre le traitement, distinguer le bégaiement vrai des troubles dits pselliformes, qui le simulent et se rencontrent dans certaines maladies organiques du système nerveux (la paralysie générale : le 1er,

aux sourds-muets et aussi, comme nous le verrons, aux idiots, la base de la méthode est la discipline respiratoire, il faut donc d'abord enseigner à respirer méthodiquement en faisant faire des mouvements d'inspiration et d'expiration séparés par un temps de repos, puis faire prononcer les voyelles et articuler les syllabes, les mots, les phrases (très lentement au début, sans toutefois tomber dans la parole scandée, puis à allure normale), l'élève devant exécuter tous ces exercices en même temps que le professeur et en s'appliquant à commencer et finir en même temps que lui : de la sorte, il se contraindra à subordonner la manœuvre de son articulation et de sa respiration en commandement qu'il reçoit de son professeur, sa volonté s'habituera à commander rapidement, à donner aux organes les ordres précis pour l'exécution des actes les plus variés et les plus différents. » — Tels sont les principes généraux du traitement dont la durée est de trois semaines : pendant la 1ʳᵉ on ne s'occupe que de « l'étude des éléments de la parole et des exercices méthodiques de respiration » (l'élève doit alors garder le silence complet dans l'intervalle des exercices de façon à obtenir le calme de la pensée et la perte du souvenir du bégaiement); pendant la 2ᵉ, on met à profit les principes acquis, il est donc permis à l'élève de parler, mais à condition de s'observer, ce qui nécessite une attention continuelle et une volonté énergique de se contrôler, le travail de la 3ᵉ a pour but de consolider les résultats acquis. Ensuite l'ancien bègue doit continuer à s'exercer *seul* 2 ou 3 heures par jour pendant un mois ou deux.

La même méthode est utilisable contre les autres troubles de prononciation (blésité, zézaiement, chuintement...).

5° Tics. — Tout tic (1) est décomposable en 2 éléments : l'un d'ordre moteur, l'autre d'ordre mental ; toute méthode de traitement doit donc viser à la fois ces deux éléments. Les méthodes employées au nombre de 3 consistent en exercices méthodiques, réguliers et nécessitant, par suite, une grande attention (on con-

---

caractérisé par son début dans l'enfance, par la coexistence de troubles plus ou moins marqués de la respiration, par son intermittence et par sa disparition dans le chant, est facilement curable, les autres, au contraire, sont ordinairement incurables.

(1) Sous le nom de tic, on désigne des mouvements involontaires reproduisant des actes fonctionnels.

seille parfois, dans le but de faciliter cette attention et de restituer le sens des attitudes segmentaires, de les faire faire sous le contrôle d'une glace).

1° La plus simple consiste à analyser devant le malade le tic dont il est atteint et à lui apprendre à reproduire volontairement et très lentement les mouvements élémentaires dont il se compose : le jour où il est capable d'imiter à volonté son tic, le tiqueur est aussi capable de l'enrayer volontairement.

2° MÉTHODE DE PITRES. — Elle est basée sur l'influence considérable exercée sur les tics par le rythme respiratoire : on place le sujet droit contre un mur, les talons joints, et on lui commande de réciter à haute voix, pendant 2 ou 3 minutes, une fable quelconque, en s'arrêtant tous les 2 ou 3 vers pour faire une inspiration lente et profonde suivie d'une expiration lente; ensuite, on lui fait faire, pendant 2 ou 3 minutes, des mouvements d'inspiration et d'expiration accompagnés de mouvements des bras. — Les premières séances sont courtes et renouvelées toutes les 3 heures, puis elles deviennent plus longues (12 à 15 min.), mais plus espacées ; et enfin on diminue progressivement la durée, puis le nombre des séances jusqu'à suppression.

3° MÉTHODE DE BRISSAUD. — C'est l'ancienne méthode de la gymnastique ordonnée employée par Trousseau, à laquelle Brissaud a eu l'ingénieuse idée d'ajouter des exercices d'immobilisation (1) qui augmentent encore la discipline mentale. La méthode complète comprend donc deux procédés combinés : *l'immobilité des mouvements et les mouvements d'immobilisation* (qui varient d'ailleurs dans leurs détails avec chaque tic et doivent, par suite, être dirigés par un médecin entraîné à cette thérapeutique). — L'immobilisation des mouvements consiste à faire garder au tiqueur l'immobilité absolue, « photographique », pendant un temps aussi long que possible (dont on aura toujours la précaution de le prévenir au préalable, de façon à l'intéresser à la marche du traitement), d'abord dans une attitude commode (celle dans laquelle le tic se produit le moins facilement : par exemple, assis, la tête appuyée sur un support), puis dans des positions différentes, enfin,

(1) L'immobilisation, employée seule, aurait l'inconvénient d'exposer à la production d'un « tic d'immobilité ».

plus tard, on fera exécuter des mouvements au cours desquels le tic ne devra pas se montrer. Les mouvements d'immobilisation consistent dans l'exécution de mouvements des muscles de la région atteinte faits avec lenteur, régularité, correction et au commandement (par exemple pour un tic de clignement, on fera ouvrir et fermer l'œil, fermer un œil, puis l'autre, etc... ; pour un tic des lèvres : ouvrir, fermer la bouche, faire une lecture lente, scandée).

Les séances seront d'abord courtes (1 à 5 min.), en alternant l'immobilité et les mouvements séparés par un repos ; puis elles seront de 10 min., etc. Leur nombre sera de 3, 4 et même 5 par jour, autant que possible aux mêmes heures et une d'elles au moins sera dirigée par le médecin. Enfin, quand la guérison sera obtenue, on espacera les séances et on diminuera leur durée. Dans tous les cas, les résultats seront obtenus d'autant plus vite que le sujet sera plus jeune, plus intelligent et assidu, qu'il prendra mieux au sérieux la méthode et surtout que son tic sera plus récent.

6° **Ataxie.** — Le traitement de l'ataxie est la principale indication de la méthode dite de *rééducation motrice* (qui s'applique à tous les cas où les fonctions motrices sont *abolies ou troublées*). Son principe général est que tous les mouvements que nous exécutons à l'état normal et, en particulier, les mouvements coordonnés, sont le résultat de l'éducation, et que l'on peut espérer les restituer par une méthode analogue quand ils ont été supprimés pour une raison quelconque.

Les exercices à employer doivent varier avec chaque cas particulier (c'est la méconnaissance de ce principe fondamental qui a été la cause du scepticisme, basé sur de nombreux échecs, avec lequel a été tout d'abord accueillie la *méthode de Frenkel*) : exécutés d'abord sous le contrôle de la vue, puis hors de ce contrôle, ils doivent « reproduire la série des mouvements simples qui composent les actes coordonnés en les graduant du simple au composé et en ne passant à un nouveau que lorsque le précédent est renouvelé à volonté, sans fatigue et sans incoordination ». En voici quelques exemples : pour l'éducation de la marche, il faut d'abord, le malade étant au lit, lui faire fléchir et étendre les différents segments du membre inférieur, lui faire porter le talon droit sur le genou gauche ou inversement; puis, le faisant lever, le faire tenir debout, les jambes de plus en plus rapprochées, ensuite lui faire mettre le pied à un endroit indiqué; après cela on passerait à des mouvements complexes : s'asseoir, se lever, partir, s'arrêter, se retourner au commandement, se tenir sur un pied... Pour le membre supérieur, on ferait toucher du doigt des traits tracés au tableau, ramasser des objets, décalquer.

Bien employées, avec des séances d'une demi-heure au plus (1), sous la direction d'un praticien habile, connaissant à fond le rôle des divers muscles et la symptomatologie du tabès et entraîné à cette thérapeutique, par un malade intelligent, attentif et de bonne volonté, jouissant de l'intégrité des ses organes de locomotion (2) et d'une vue normale (indispensable pour le contrôle des attitudes), cette méthode donne en l'espace de quelques mois des résultats excellents.

7° **Idiotie.** — Dans le cas d'idiotie complète, le but à remplir est, selon l'expression de Bourneville, de « conduire un enfant incapable de marcher et de se servir de ses mains, gâteux, dépourvu d'attention et ne sachant pas parler, de l'*éducation du système musculaire à celle du système nerveux et des sens, de celle des sens aux notions, des notions aux idées, des idées à la moralité* ».

Pour cela on commence par masser les membres et leur imprimer des mouvements de flexion et d'extension, puis on met l'enfant debout, soutenu par des barres parallèles passées sous ses bras, enfin, on le fait marcher, monter, descendre, sauter d'un escabeau, etc.

Par ces exercices, outre l'éducation des membres, on inculque un certain nombre de notions (debout, assis, avant...); il faut, en outre, exercer l'attention, le tact, l'œil en faisant regarder des objets brillants, toucher de l'eau chaude et de l'eau froide, enfiler des boules dans un bâton, boutonner, lacer des étoffes, enfiler des aiguilles de plus en plus fines...

(1) Par exemple, en 4 reprises de 4 à 5 minutes chacune.
(2) Il est évident que les lésions osseuses ou articulaires, ou bien les atrophies musculaires, de même, d'ailleurs, que la cachexie qui rend impossible tout travail physique, sont une contre-indication à l'emploi de cette méthode.

L'éducation de la parole a déjà été préparée indirectement par les exercices précédents qui développent l'attention et, par suite, prédisposent à l'*imitation* des mouvements de phonation par laquelle nous acquérons normalement cette fonction ; il ne reste donc plus qu'à enseigner la discipline respiratoire comme chez le sourd-muet : pour cela, on apprendra à l'idiot à souffler une bougie, à gonfler un ballon de baudruche, à ouvrir et fermer la bouche, à allonger et rentrer la langue ; puis on passera à l'émission des voyelles, à l'articulation des syllabes, puis des mots, en montrant en même temps des objets correspondants. On passera ensuite à l'éducation primaire (1) (écriture et lecture, chiffres, nombres, notions diverses de surface, de volumes, de poids...), puis à l'éducation professionnelle, en les complétant toujours par des mouvements rythmés accompagnés de chant, par des jeux, etc., de façon à *toujours tenir l'attention occupée et d'une façon variée*. Telle est la méthode qui permet chaque année à Bourneville de rendre à la vie sociale et d'utiliser un certain nombre d'idiots.

4° — MOYENS PSYCHIQUES ET MORAUX

Cette classe comprend : la suggestion, le travail et la distraction, l'isolement.

1° **Suggestion**. — Elle a surtout été employée contre l'hystérie sous ses 2 formes : *suggestion à l'état de veille* et *suggestion hypnotique*.

a) **Suggestion à l'état de veille**. — Elle est réalisable de mille façons : par la confiance qu'inspire le médecin et par ses affirmations de l'efficacité des médications, par des préparations im-

---

(1) Pour apprendre la lecture on fait successivement placer des lettres de bois, de plus en plus petites sur des lettres imprimées de même dimension, puis répéter en chœur le nom de ces lettres projetées sur un tableau ; plus tard viennent les mots que l'on fait lire et rapporter à l'objet qu'ils désignent. On enseigne la lecture des chiffres comme celle des lettres, puis la numération en faisant placer des petits bâtons en nombre voulu dans des casiers portant les différents chiffres. Pour la notion des surfaces, on fait appliquer des figures en bois sur des empreintes de même forme ; pour les solides on emploie des figures en bois ; pour les notions de poids, de couleur, de longueur, on fait comparer des objets de poids, de couleur, de dimensions d'abord très différents, puis de plus en plus voisins.

pressionnantes (par leur nom, pilules fulgurantes, ou par les phénomènes qu'elles provoquent : bleu de méthylène), par des commo-
tions cérébrales violentes (Charcot obtint, par exemple, un résultat
immédiat chez une hystérique en jouant la comédie d'une incul-
pation de vol). Quelquefois, les moyens employés sont adaptés à
chaque cas particulier : s'agit-il, par exemple, d'une monoplégie
brachiale de nature hystérique, on fera presser un dynamomètre
successivement avec la main saine et avec la main malade, le patient
notant lui-même les progrès effectués pendant chaque séance
(on agit ainsi à la fois par suggestion et en réveillant les images
motrices).

b) **Suggestion hypnotique**. — Celle-ci présente, à côté de ses
avantages parfois extraordinaires, de nombreux inconvénients :
tout d'abord, elle n'est pas applicable à tout le monde ; en outre,
elle exalte à un degré exagéré la suggestibilité des sujets et crée
un véritable esclavage pour eux et leur médecin (ils ne peuvent
parfois plus vaquer à la moindre occupation un peu importante,
sans une séance d'hypnotisme, faute de laquelle ils se trouvent
dans un état d'angoisse insurmontable).

Enfin la suggestion hypnotique expose à la production de manifestations graves, aux lieu et place des accidents bénins qu'elle est
parfois destinée à combattre. Il ne faut donc y recourir qu'en
présence d'indications sérieuses (1) et seulement si le malade et
son entourage en ont la première idée : dans tous les cas, il faut
avoir le consentement formel du sujet et ne jamais opérer sans
témoin, surtout s'il s'agit d'une femme. Il est enfin évident qu'il
ne faut faire que des suggestions utiles pour la guérison.

Si toutes ces conditions sont remplies, on mettra le sujet en état
d'hypnose par un procédé quelconque : fixation du regard sur un
objet brillant, ou sur les yeux de l'opérateur, — ou bien fixation
du nez de l'hypnotiseur situé à peu de distance (de façon à obtenir
une direction convergente en haut et en dedans des regards), —

____

(1) Il est *a fortiori* absurde d'employer l'hypnotisme chez des sujets sains,
car il peut reveiller des prédispositions meconnues aux accidents nerveux.
« Le magnétisme, dit Mathias-Duval, a cree des somnambules par centaines ;
qui comptera les hystéries que ces pratiques déplorables ont éveillées ou portées
au plus haut degré ? »

occlusion des paupières (avec ou sans pression des globes oculaires), — production d'un bruit soudain (gong, par exemple) — ou même simplement en donnant l'ordre de dormir. On s'attachera ensuite à découvrir l'idée fixe qui est à l'origine des accidents de façon à pouvoir la détruire par la suggestion.

2° **Travail. Distraction..** — Le travail et la distraction constituent des moyens adjuvants fort utiles dans le traitement des maladies nerveuses et principalement des névroses et des maladies mentales.

Chez les aliénés, on peut employer le travail intellectuel et, « dans certains asiles, l'école est devenue un puissant moyen d'émulation et de moralisation »; d'autre part, la musique, le chant, les occupations littéraires sont des aides précieux dans le traitement de tous les aliénés et surtout de ceux que l'on ne peut faire travailler manuellement en raison de leur situation sociale ou de préjugés de famille.

Mais c'est surtout le travail manuel qui est utile et *surtout le travail des champs :* il est hygiénique et salutaire, et, en outre, il nécessite l'espace et enlève par suite à l'aliéné toute idée de séquestration.

3° **Isolement.** — L'isolement est un moyen précieux pour le traitement des névroses et des maladies psychiques en général.

Dans l'*hystérie*, l'entourage du malade, par ses questions, par ses soins trop assidus, lui rappelle sans cesse les souffrances qu'il accuse et le met en état de perpétuelle suggestion morbide ; en outre, les mêmes causes qui ont présidé à l'origine de la maladie se perpétuent, l'effet ne peut donc que s'aggraver. Au contraire, avec un isolement bien fait, c'est-à-dire le sujet étant simplement éloigné de ces influences et non pas cloîtré dans une chambre, peu à peu ses préoccupations disparaissent et sont remplacées par le désir de sortir, de reprendre l'existence ordinaire : l'amélioration, aidée encore par un traitement tonique et symptomatique judicieux (hydrothérapie...), se poursuit donc rapidement. Cela est encore plus vrai dans la *neurasthénie* où le dégoût de vivre, la disparition des sentiments d'affectivité, l'aboulie s'atténuent, puis disparaissent.

Dans les *maladies mentales*, l'isolement est employé d'une

façon courante soit à titre de moyen de traitement, soit à titre de moyen de préservation sociale.

4° Asiles d'aliénés. - D'une façon générale, l'asile doit être gai et présenter un aspect rappelant la vie ordinaire et éloignant toute idée de séquestration (1). Le meilleur type comprend une série de petits pavillons (2) séparés d'où la vue s'étend au loin sur la campagne. Les conditions de vie doivent également rappeler celles de l'extérieur ; on fera donc travailler les aliénés : le genre de travail qui leur est imposé devant, dans la mesure du possible, se rapprocher de celui qu'ils faisaient avant leur internement.

Enfin la discipline intérieure doit être douce, paternelle; le médecin doit savoir se faire aimer et respecter et il ne doit employer les moyens de coercition (camisole de force, cellule) que le moins possible, sans toutefois en abandonner l'usage, la menace de ces moyens étant utile pour tenir les aliénés en respect.

5° Dérivés de l'asile. — *a*) **Colonies familiales.** — Dans les unes l'aliéné « trouve une famille factice dans celle du médecin », dans les autres, il vit dans la famille de paysans auxquels il a été confié..

b) **Colonies agricoles.** L'idée directrice qui préside à la conception de ces colonies est l'aspiration de tous les individus à la liberté et, par suite, leur haine naturelle de la claustration. On y donne en conséquence « aux pauvres malades tous les avantages de la vie à l'air libre sous la tutelle d'une direction consciencieuse de bien-être physique et moral et en même temps gardienne vigilante de la sécurité publique dont le soin est entre ses mains ». En réalité, « l'asile et la colonie, loin de s'exclure, se complètent mutuellement» : l'asile s'adresse «à ces pauvres fous aux tendances suicides, homicides, aux habitudes mauvaises, aux goûts immondes » ; au contraire, la colonie s'adresse aux convalescents et

---

(1) C'est là une conception relativement récente, car jusqu'à Pinel les asiles étaient, en réalité, des prisons dans lesquelles les malheureux aliénés gémissaient sous les chaînes.

(2) Il comprendra plusieurs parties correspondant aux âges et aux sexes différents, et, dans chacune de celles-ci, il y aura un certain nombre de sections (tranquilles, agités, déments, idiots, épileptiques, infirmerie). En outre, il doit y avoir un matériel complet d'hydrothérapie, des cellules matelassées pour les agités, etc.

aux aliénés disciplinés qui y oublient les sensations pénibles de l'asile et s'y rapprochent de la vie ordinaire.

5° — LE MARIAGE ET LES MALADIES NERVEUSES

Rien n'est commun comme d'entendre dire lorsqu'une jeune fille est atteinte d'une maladie nerveuse, que « cela passera par le mariage ». Cette idée repose sur la conception ancienne de l'hystérie maladie exclusive au sexe féminin et relevant d'une continence prolongée (1), or elle est reconnue fausse et par suite les déductions pratiques que l'on en tirait sont inexactes.

Il arrivera d'autre part souvent au médecin d'être consulté sur l'opportunité du mariage d'une jeune névropathe, d'une hystérique en particulier. D'après Pitres, il faudrait répondre que « le mariage n'est pas, comme on semble le croire, un remède contre l'hystérie, que le pronostic de cette maladie est difficile à établir et dépend d'une série de circonstances extérieures qu'on ne peut prévoir (2) ». Il y a en effet « par le monde beaucoup de personnes qui, après avoir eu dans leur jeunesse des accidents hystériques violents, sont devenues des épouses modèles et des mères de famille excellentes. Mais, d'autre part, il y en a dont l'état s'est aggravé par le mariage ». Enfin il faut prendre en considération la question d'hérédité qui n'est pas fatale, il est vrai, mais qui n'en existe malheureusement pas moins dans bien des cas. — Le rôle du médecin consisterait donc, en résumé, simplement à mettre ces considérations sous les yeux de la famille pour faire contrepoids à un enthousiasme irréfléchi.

(1). Cette maladie est, au contraire, fréquente dans les deux sexes et les personnes déflorées n'en sont pas exemptes, bien au contraire, comme le démontre la proportion considérable (50 p. 100) des sujets hystériques dans les hôpitaux de vénériennes. En réalité, ce sont les influences morales, les chagrins, l'éducation mal conduite qui sont responsables de cet état de choses.

(2) En particulier « si la jeune fille est plus heureuse avec son mari que chez ses parents, il y a des chances pour que la maladie s'atténue et guérisse ; si elle est malheureuse, au contraire, il est fort à craindre qu'elle ne devienne plus malade ».

6° — CURES CLIMATÉRIQUES ET HYDRO-THERMALES

I. — CURES CLIMATERIQUES

En première ligne viennent les cures *d'altitude* : d'une façon générale les hautes altitudes ont une action excitante, stimulante de toutes les fonctions tandis que les *altitudes moyennes* ont une action tonique et sédative ; mais on trouve toutes les nuances entre ces effets extrêmes et c'est cette gamme d'effets qui contribue, pour une large part, à expliquer les résultats obtenus dans certaines stations hydrothermales.

Les *climats marins* sont souvent aussi d'un grand secours en thérapeutique neurologique et on a pu dire, avec raison, que l'on trouve entre les diverses régions (Manche, Atlantique, Méditerranée) et même entre les stations d'une même région des différences analogues à celles que l'on trouve entre les diverses espèces de douches et les bains, c'est-à-dire que l'on peut obtenir, par un choix rationnel, une gradation d'effets allant de l'excitation la plus vive (Biarritz) à la sédation la plus marquée (Arcachon). Cependant certains nerveux très excitables ne supportent pas le voisinage immédiat de la mer et se trouvent mieux du séjour dans certaines localités assez rapprochées de celle-ci pour présenter les principaux avantages de son climat et pas assez pour en avoir les effets fâcheux. Quand, enfin, pour une raison quelconque (saison, état des autres organes...), la montagne est contre-indiquée et la mer mal supportée, il faut diriger le malade sur des pays, tels que Cambo et surtout Pau, qui jouissent de véritables *climats bromurés* (très utiles pour les hystériques, les épileptiques, les neurasthéniques surmenés...).

II. — CURES HYDROTHERMALES

Presque toutes les stations françaises et étrangères revendiquent l'envoi d'individus atteints de maladies nerveuses, mais, bien souvent, l'action de ces différentes cures n'est qu'indirecte et relève soit du climat et de l'altitude, soit de l'influence tonique des eaux ; nous ne citerons donc que celles dont les indications sont établies sur des bases sérieuses; quant aux stations étrangères, elles trouvent toutes en France leur équivalent et même souvent leur supérieur.

BAGNÈRES-DE-BIGORRE (55o m. d'alt.). — On y enverra avec avantage les individus atteints de « maladies qui s'accompagnent d'excitabilité nerveuse, que ces affections aient pour siège l'utérus, les nerfs périphériques, la peau, l'intestin ou l'estomac et enfin les affections générales comme le nervosisme, l'irritabilité spinale, l'hystérie ». La grande caractéristique thérapeutique de Bagnères de Bigorre est donc la sédation des états irritables. Des 3 sources de cette station, c'est seulement la sulfatée calcique arsenicale qui remplit cette indication, les 2 autres, la ferrugineuse froide et la sulfurée sodique de Labassère étant réservées à d'autres emplois ou bien servant à titre d'adjuvants dans certains cas spéciaux.

BALARUC (Hérault).—C'est une sation à la fois thermo-minérale et maritime sur l'étang de Thau, dont les eaux chlorurées sodiques fortes, les unes chaudes, les autres froides, s'emploient en boisson (action dépurative et dérivatrice) et surtout en bains (dont « l'action légèrement stimulante sur la peau y fait naître des réflexes d'où le retour progressif de la sensibilité et de la motricité »); il y a en outre des boues. — Sa grande indication *est le traitement des paralysies* (qu'elles soient liées à des altérations organiques, à des états diathésiques ou à des maladies générales toxiques ou dyscrasiques); seules les paralysies *sine materia* n'en tirent aucun avantage. Enfin, en raison de l'action excitante de cette cure, on évitera de la faire subir pendant la période d'acuité des accidents ou bien aux individus de tempérament irritable (qu'on devrait diriger vers d'autres stations, Bourbon l'Archambault par exemple).

BOURBON-L'ARCHAMBAULT (Allier, 245 m. d'alt.). — Les eaux (chlorurées sodiques, bi-carbonatées mixtes, bromo-iodurées, arsenicales, 52°) de cette station jouissent d'une action à fois tonique et stimulante utilisée dans le traitement des paralysies (surtout de celles qui sont consécutives aux intoxications et aux infections), des paraplégies (rhumatismales, hystériques, traumatiques), de la syphilis nerveuse en général (où elles constituent un adjuvant utile du traitement spécifique), du tabès (dont la marche est parfois enrayée).

Divonne (Ain, 475 m.). — La grande caractéristique des eaux de cette station est leur basse température (6°5). On y envoie des neurasthéniques et des hystériques déprimés.

Lamalou (Hérault, 200 m. d'alt.). — Les eaux de Lamalou (réparties en 3 groupes de sources : Lamalou le bas, Lamalou le centre, Lamalou le haut et rentrant, en raison de leur faible minéralisation, dans la classe des eaux dites indéterminées) ont une action d'abord stimulante, puis secondairement sédative et tonique que l'on utilise principalement sous forme de pratiques externes (bains surtout) dans le traitement des maladies, de la moëlle et plus spécialement de l'ataxie locomotrice (on a d'ailleurs créé à Lamalou, pour compléter le traitement de cette maladie une école de rééducation motrice). La cure de Lamalou est contre-indiquée chez les individus atteints d'affections cutanées et chez ceux qui présentent des tendances aux hémorragies et de l'éréthisme génital.

Néris (Allier, 379 m. d'alt.). — Les eaux de Néris, dites hyperthermales simples, ont « une action qu'on peut résumer en un mot : sédation ; c'est la cure anti-algique, anti-congestive par excellence, sédative puissante du système nerveux. » Le traitement presque exclusivement externe (douches, bains prolongés de haute thermalité) s'adresse donc aux formes excitables et douloureuses des maladies nerveuses.

Saint-Amand (Nord). — Les bains de boue de cette station ont été préconisés contre les douleurs fulgurantes du tabès et contre les affections à tremblements.

Saint-Gervais (Haute-Savoie, 630 m. d'alt.). — Par ses eaux à la fois digestives et laxatives, par ses ressources hydrothérapiques, par son climat tonique et sédatif, cette station convient au traitement des neurasthéniques.

Saint-Sauveur (Hautes-Pyrénées, 770 m. d'alt.). — C'est la station par excellence pour le traitement de l'éréthisme ou de la faiblesse irritable du système nerveux, du nervosisme, des formes vaporeuses de l'hystérie. Elle présente l'énorme avantage de permettre, grâce à l'action correctrice de son climat, l'emploi du traitement sulfureux chez des sujets irritables auxquels il est ordinairement nuisible dans les autres stations.

Telles sont les indications relatives aux cures thermales et climatériques ; on a pu voir que, quoique nous ayons eu soin de réduire l'énumération des indications relatives à la thérapeutique nerveuse, propres à chaque station, à celles qui en constituent en quelque sorte la caractéristique, le traitement d'un même symptôme ou d'une même maladie est souvent réclamé par plusieurs d'entre elles ; pour choisir, on se basera donc sur l'état général du malade, sur sa manière de réagir, et aussi sur certains détails relatifs aux stations elles-mêmes (existence d'une cure adjuvante utile...) : par exemple, on n'enverra pas deux névropathes, également irritables, mais l'un anémique et l'autre pléthorique, dans la même station et dans la discussion du traitement, au facteur principal irritabilité, viendront se joindre des facteurs secondaires, anémie ou pléthore, qui feront diriger l'un sur une station possédant, outre son climat et sa source principale, des eaux ferrugineuses (ex. Bagnères-de-Bigorre) et l'autre sur une station possédant des eaux à action spoliatrice et dérivatrice (Brides, par exemple). On pourrait multiplier à l'infini les exemples de ce genre.

CHAPITRE II

TRAITEMENT DES SYMPTOMES ET ACCIDENTS

Etant donné le nombre limité des modes de réaction du système nerveux aux causes morbides, chacun des symptômes observés peut relever de lésions et de causes variables : on conçoit donc que, à un même symptôme, correspondent, selon les cas, des médications fort différentes. Or, parmi celles-ci, il en est qui s'attaquent à la cause première (médications pathogéniques), ce sont les plus importantes ; mais il est des cas où cette cause nous échappe ou bien où un des symptômes domine la scène au point de nécessiter une thérapeutique spéciale destinée à le faire disparaître ou au moins à l'atténuer : c'est cette *médication symptomatique* que nous allons étudier.

1° — TROUBLES DE LA SENSIBILITÉ

a) Douleur. — D'après ce que nous avons vu, on peut disposer contre ce symptôme :

1° Des analgésiques et des hypnotiques ;

2° De la révulsion (surtout siphonnage et stypage);

3° De médications empiriques (essence de térébenthine intus et extra à la façon de Trousseau, bleu de méthylène....);

4° Du traitement chirurgical (section élongation de nerfs)... ;

5° Enfin de l'hydrothérapie et de l'électricité.

b) Anesthésies, paresthésies, hyperesthésies. — Ces troubles de la sensibilité réclament les pratiques hydrothérapiques et surtout électro-thérapiques (pinceau galvanique ou faradique, bain statique avec étincelle). Quelquefois enfin le massage peut donner des résultats appréciables.

2° — TROUBLES DE LA MOTILITÉ

a) Paralysies. — Il faut surtout employer les moyens externes (massage et électricité); comme médication interne, on n'a guère conseillé que la strychnine.

b) Contractures. — Employer l'hydrothérapie et surtout le massage.

Parfois les interventions chirurgicales sur les tendons sont indiquées.

Dans le cas de contractures intermittentes, la gymnastique alliée aux anti-spasmodiques donne de bons résultats.

c) Tremblements. — Employer l'électricité statique et surtout galvanique et accessoirement les solanées et leurs alcaloïdes (l'hyoscyamine et l'hyoscine principalement). En outre, ayant remarqué que, dans la paralysie agitante, certains malades éprouvent un soulagement notable à la suite de voyages en chemin de fer, Charcot a conseillé l'emploi du *fauteuil trépidant.*

d) Convulsions. — Le traitement est variable : il comprend toute la série des antispasmodiques et en outre la balnéation prolongée ; dans les cas graves, les inhalations de chloroforme et même la chloroformisation complète et prolongée. Contre les mouvements chéoriques, on conseille surtout l'antipyrine, l'arsenic, et accessoirement le gymnastique.

3° — TROUBLES TROPHIQUES

Ce sont des altérations produites dans les tissus sous l'influence de lésions du système nerveux.

Il faut surtout s'attacher à les prévenir en veillant à la propreté minutieuse des parties qui portent sur le lit (régions trochantérienne, ischiatique, sacrée, rétro-calcanéenne...), en les surveillant et appliquant un pansement protecteur sur la moindre excoriation (on s'aidera, en outre, s'il le faut, de l'emploi de matelas d'eau, de coussins à air). Si, cependant, des accidents se produisent en dépit de ces précautions, on appliquera un pansement aseptique (l'embaumement avec la poudre, dite de Championnière, est particulièrement recommandé).

4° — TROUBLES DIVERS ET COMPLEXES

a) INCONTINENCE D'URINE. — Elle peut être diurne ou nocturne ou bien les deux à la fois ; elle peut se rencontrer dans les maladies des voies urinaires, et dans les maladies du système nerveux : dans ce dernier cas, elle peut exister comme symptôme unique constituant toute la maladie ou bien à titre de simple épiphénomène au cours d'une affection de la moëlle ou du cerveau.

Dans le premier cas (incontinence essentielle de l'enfance), on recommande l'usage, à l'intérieur, de la belladone (contre l'incontinence nocturne), de la strychnine (si elle est diurne) et en outre de l'hydrothérapie et surtout de l'électrisation locale (portant sur le périnée ou sur le col de la vessie).

Dans le deuxième cas, on se bornera à changer souvent le malade de façon à empêcher la production de troubles trophiques.

b) RÉTENTION DE L'URINE ET DES MATIÈRES. — On remédie à la première par des sondages répétés faits avec une *stricte asepsie* et à la deuxième par les purgatifs et surtout par le massage et les lavements (lavement électrique).

c) TROUBLES GÉNITAUX. — *Impuissance.* — Contre ce trouble on emploiera surtout la vie au grand air, une alimentation reconstituante, l'hydrothérapie (générale et surtout locale sur la colonne lombaire et le périnée), le massage (portant sur le dos avec flagellation de la région lombo-sacrée), l'électrisation. Quant aux moyens médicamenteux, consistant surtout en préparations phosphorées, il faut les employer avec la plus extrême prudence.

Satyriasis. — On combat ce symptôme au moyen des antispasmodiques (camphre et bromure surtout).

Spermatorrhée. — Souvent accusée par les névropathes chez qui elle amène un état de profonde hypocondrie, la spermatorrhée est rarement vraie, c'est-à-dire consistant en émission de sperme avec spermatozoïdes, mais le plus souvent il y a seulement émission de liquide prostatique. En général, il suffit donc d'agir sur la prostate au moyen d'un compresseur spécial ou de l'introduction de béniqués, on peut encore user de l'électrisation et de la douche périnéale.

d) Insomnie. — L'insomnie habituelle doit être combattue par les moyens physiques (maillot humide, bains tièdes, massage de la région cervicale) plutôt que par les moyens médicamenteux qui épuisent rapidement leur action et peuvent devenir dangereux (morphinomanie, chloralomanie.)

e) Délire. — « Un homme est en délire, dit Esquirol, quand ses sensations ne sont pas en rapport avec les objets extérieurs, ses idées avec ses sensations, ses jugements et déterminations avec ses idées, lorsque ses idées, jugements, déterminations sont indépendants de sa volonté. » Cette définition réunit donc les hallucinations et les illusions, les conceptions erronées, les impulsions irrésistibles, c'est-à-dire tous les troubles mentaux qui peuvent se rencontrer au cours des maladies.

On peut, d'ailleurs, observer tous les intermédiaires entre les fonctions intellectuelles les plus normales et la démence la plus caractérisée ; mais, d'une façon générale et d'ailleurs purement artificielle, on divise les délires en *vésanique* et *non vésanique* : ici il s'agit d'un individu malade chez qui le délire n'est qu'un symptôme, tandis que là il est toute la maladie, le premier seul nous arrêtera ici, le second devant être étudié dans le chapitre suivant à propos du traitement de la folie.

Dans le traitement du délire non vésanique, il faudra combattre,
outre la maladie causale, soit l'anémie cérébrale (par le décubitus
horizontal, la tête basse et par un régime reconstituant et le sérum
artificiel), soit l'hyperémie cérébrale (saignée et surtout applications de glace sur la tête et, en outre, accessoirement, la digitale,
l'ergot et les bains froids); enfin, si ni l'un ni l'autre de ces processus n'est en jeu, on se contentera de la balnéation et de l'emploi
des antispasmodiques. Dans tous les cas, il faudra une surveillance de chaque instant pour empêcher les actes délictueux ou
dangereux que pourraient commettre les malades sous l'influence
de leur délire.

CHAPITRE III

TRAITEMENT DES SYNDROMES ET MALADIES

Nous avons étudié le traitement des symptômes pris en particulier et traités en quelque sorte d'urgence, en laissant de côté la
cause première, dans le but de produire surtout du soulagement;
nous allons maintenant avoir en vue une thérapeutique plus
rationnelle dans laquelle la notion de la cause des accidents et de
leur nature exacte interviendra pour la fixation des indications à
remplir.

1° — MALADIES DU SYSTÈME NERVEUX PÉRIPHÉRIQUE

a) NÉVRITES ET NÉVRALGIES. — Les moyens de traitement que
nous avons passés en revue dans le chapitre précédent sont, bien
souvent, incapables d'amener autre chose qu'un soulagement mo-
mentané et on ne pourra obtenir la guérison dans les cas rebelles
que soit par une intervention chirurgicale (portant sur une tumeur
abdominale, par exemple, dans le cas de sciatique, ou bien sur
une suppuration des sinus de la face ou sur le système dentaire
en cas de névralgie du trijumeau...), soit par un traitement spécifique approprié (contre des altérations syphilitiques méningées
ou osseuses, comprimant les troncs ou leurs centres), soit encore
par un traitement spécial dirigé contre d'autres maladies, locales

ou générales, diathésiques ou non (blennorrhagie, anémie, chlorose, diabète), soit enfin par la suppression d'une cause d'intoxication (alcool, par exemple).

b) PARALYSIES. — Pour instituer un traitement rationnel, il faut, ici encore, un diagnostic étiologique complet, c'est-à-dire la réponse aux questions suivantes : la paralysie est-elle due à une lésion des centres ou à une lésion périphérique ? Dans le premier cas, relève-t-elle d'une tumeur, d'un foyer d'hémorragie ou de ramollissement, ou bien simplement d'une intoxication ? Dans le deuxième, s'agit-il d'une compression par un cal de fracture, par une tumeur...? Enfin n'est-elle pas simplement de nature hystérique ?

2° — MALADIES DES MÉNINGES

La thérapeutique pathogénique est impossible à faire le plus souvent : en cas de doute, on devra, néanmoins, faire un traitement intensif par le mercure ou la quinine (selon que l'on soupçonnera la syphilis ou le paludisme); en outre, le traitement chirurgical des suppurations faciales ou crâniennes (de l'oreille moyenne surtout), si utile à titre prophylactique, pourra être tenté à titre de moyen curatif, mais sans grand espoir le plus souvent. On en est donc réduit à une médication empirique (calomel à doses réfractées, iodure de potassium, extrait de feuilles de noyer) ou symptomatique (glace sur la tête, ponction lombaire contre la céphalée; lavement contre la constipation; glace, eau chloroformée contre les vomissements; antispasmodiques et bains chauds contre les convulsions...).

3° — MALADIES DE LA MOELLE

a) MYÉLITES. —Le traitement de la cause consistera en ablation de corps étrangers, en réduction de luxation, en résection de lames fracturées et enfoncées ou cariées, en application d'appareils contre le mal de Pott..... ou bien simplement en médication antiphlogistique.

La deuxième indication à remplir est de s'opposer à l'hyperémie de la moelle : pour cela, éviter le surmenage, le coït et agir sur

les vaisseaux, soit directement par des médicaments vaso-constricteurs, soit par voie réflexe (révulsion sur le rachis au moyen
de pointes de feu, séton, pulvérisations d'éther, hydrothérapie
chaude, pinceau galvanique ou faradique).

Enfin la troisième indication est de lutter contre les conséquences
des altérations médullaires : excitation (bromures), contractures
(ergot associé à la belladone), dépression, rétentions, incontinences.

b) ATAXIE LOCOMOTRICE OU TABÈS. —Le seul traitement acceptable
de cette maladie est le traitement mercuriel qui, en raison de la
nature si souvent syphilitique du tabès, et, à condition *d'être
employé d'une façon suffisamment intensive*, permet d'espérer
les meilleurs résultats. On pourra lui adjoindre avec avantage la
révulsion sur le rachis, la galvanisation au pinceau, l'hydrothérapie (à condition d'apporter à cette dernière pratique une grande
prudence) et enfin les cures de Balaruc, Uriage, Ragatz et surtout de Lamalou. En même temps, il faudra interdire tout ce qui
pourra être cause de débilitation générale ou de fatigue médul-
laire (longues marches, veilles, surmenage nerveux, excès, émotions...).

Pour ce qui est de la thérapeutique des symptômes on emploiera
contre la douleur les analgésiques et même la suspension (si elle
n'est pas contre-indiquée) ; contre les incontinences, l'ergot; contre l'incoordination des mouvements (ataxie), la rééducation motrice.

c) PARALYSIE INFANTILE OU POLYOMYÉLITE ANTÉRIEURE. — Pendant la première période, c'est-à-dire tant qu'il y a de la fièvre,
il faut faire seulement une médication anti-infectieuse (antithermiques, diurèse...) et la révulsion sur le rachis. Plus tard il faudra lutter contre la paralysie (électricité et massage) et les attitudes vicieuses (pour les prévenir, on peut employer des appareils
destinés à lutter contre l'action tonique des muscles restés sains).

d) AUTRES AFFECTIONS DE LA MOELLE. —Dans la *syringomyélie*,
la *sclérose en plaques*, etc., le traitement ne peut être que symptomatique.

4° — MALADIES DE L'ENCÉPHALE

a) HYDROCÉPHALIE. — L'emploi du calomel, puis de l'iodure,, est classique; mais c'est surtout le traitement antisyphilitique rigoureux qui sera susceptible de donner des résultats. Quant au traitement chirurgical il est le plus souvent inefficace ;

b) TUMEURS CÉRÉBRALES. — A part le cas de tumeur de nature syphilitique (le plus favorable de tous, car le mercure amène la guérison), c'est le traitement chirurgical qu'il faut employer (soit à titre curatif en faisant l'ablation de la tumeur, soit à titre palliatif en amenant la sédation des symptômes pénibles par la décompression consécutive aux résections osseuses) ;

c) ABCÈS DU CERVEAU. — Le plus important est de s'opposer à leur production, quand on le peut (ne pas négliger les otites, les sinusites...); mais quand l'abcès est formé, il faut trépaner pour l'évacuer et le drainer ;

d) APOPLEXIE. — Dans le traitement de ce syndrome clinique, caractérisé par la perte de la sensibilité, de l'intelligence et de la volonté contrastant avec l'intégrité relative de la respiration et de la circulation, deux grandes indications sont à remplir :

1° *Combattre la cause*. — En dehors des cas où, en raison de la possibilité de l'origine syphilitique ou paludéenne des accidents, un traitement spécifique (mercure ou quinine) s'impose, on n'a guère employé que la saignée, la révulsion, la dérivation intestinale, et encore, le premier de ces moyens, employé autrefois d'une façon systématique, en raison de conceptions pathogéniques erronées, est abandonné aujourd'hui et réservé aux cas de congestion encéphalique simple ou d'apoplexie urémique.

2° *Prévenir les causes d'aggravation*. — Pour cela, il faut coucher le malade, la tête un peu élevée, dans une chambre aérée, le changer fréquemment de position pour prévenir les escarres et les congestions hypostatiques, lui faire absorber des aliments en quantité suffisante et en y apportant les plus grandes précautions pour éviter que des parcelles alimentaires ne tombent dans les voies respiratoires; il faut, en outre, surveiller l'élimination des matières et des urines pour remédier à l'occasion à leur rétention et surtout épier les moindres menaces de collapsus cardiaque (hypothermie, pâleur, petitesse, lenteur, arythmie du pouls) pour le combattre au moyen de la caféine, de l'éther, de l'huile camphrée ;

e) CONGESTION ET ANÉMIE CÉRÉBRALE. — Hormis le cas rare de congestion cérébrale idiopathique, le traitement sera celui de la cause (hémorragie, diarrhée profuse, maladie du cœur...);

f) HÉMORRAGIE CÉRÉBRALE. — La thérapeutique est plus puissante pour permettre de l'éviter que pour la combattre une fois qu'elle a éclaté. Il faut donc surtout lutter contre l'alcoolisme et la syphilis qui, par leur action sur les artères, en sont les causes les plus fréquentes; en outre, chez les individus à tempérament dit apoplectique, c'est-à-dire présentant un cou court, une face rouge, couperosée, un embonpoint développé, il faut instituer un régime alimentaire modéré, peu azoté, à prédominance végétarienne, auquel on ajoutera l'usage fréquent des laxatifs, des diurétiques, des eaux alcalines et de l'iodure de potassium ; enfin si ces sujets présentent des flux hémorroïdaux, on se gardera bien de les supprimer. Quand l'hémorragie s'est produite, on se trouve en présence des symptômes de l'apoplexie ou de l'hémiplégie.

g) RAMOLLISSEMENT CÉRÉBRAL. — C'est contre l'artério-sclérose, la syphilis, les maladies du cœur que le traitement doit être dirigé pour permettre d'éviter l'arrêt ou la formation de caillots dans les vaisseaux de l'encéphale, ce qui est la cause du ramollissement. Quand celui-ci s'est produit, on se trouve en présence soit des symptômes d'apoplexie, soit de paralysies plus ou moins étendues et plus ou moins complexes avec ou sans aphasie, tous troubles dont nous connaissons le traitement.

5o — NÉVROSES

a) CHORÉE ou *danse de Saint-Guy*. — On a employé contre la chorée proprement dite (*chorée de Sydenham*) des médications multiples empruntées soit à la matière médicale (bromure, chloral, strychnine), soit à la physiothérapie (hydrothérapie, électricité, gymnastique); aujourd'hui ce traitement est presque exclusivement basé sur l'emploi de l'arsenic ou de l'antipyrine.

Avec l'arsenic, la préparation de choix est la liqueur de Boudin (solution à 1/1000 d'acide arsénieux) donnée à raison de 10 gr. le premier jour (5 gr. au-dessous de 4 ans), 15 le deuxième, etc., en augmentant, par conséquent, de 5 gr. par jour jusqu'à 30 gr. (20 à 25 gr. seulement au-dessus de 4 ans), puis on diminue progressivement; le traitement complet comprend donc 9 jours (1).

Avec l'antipyrine, on donne 0 gr. 50 par année d'âge, la dose totale étant divisée en plusieurs prises à absorber toutes les 2 ou 3 heures; le traitement doit être prolongé 10 à 12 jours; en même temps, on met le malade au repos complet et au régime lacto-végétarien.

Lorsque le malade entre en convalescence, on lui applique le traitement approprié à son état diathésique : arsenic, alcalins, hydrothérapie, montagnes, s'il est arthritique; iodure de potassium, arsenic, bains de mer, s'il est lymphatique; fer, s'il est anémique...

b) EPILEPSIE. — Le *traitement abortif de la crise* (par exemple au moyen d'une constriction circulaire d'un membre au-dessus du point de départ de l'aura) est ordinairement peu efficace. Le *traitement de la crise même* consiste en un certain nombre de précautions, d'ailleurs fort utiles (débarrasser le cou de tout lien, introduire un coin de bois entre les mâchoires pour éviter les morsures trop violentes de la langue, coucher le malade sur un lit bas et dur (2) ou à terre; puis, quand le stertor est établi, surveiller la respiration comme celle d'un individu chloroformé pour éviter la chute de la langue dans le pharynx). *En cas d'état de mal*, on emploiera le chloral à haute dose en lavements, les bains chauds prolongés, les injections de sérum et même la chloroformisation jusqu'à résolution. Mais c'est surtout le *traitement pathogénique* qui est important; il comprend deux grandes indications : *supprimer la cause et diminuer l'hyperexcitabilité des centres*. La première sera remplie, selon le cas, soit par le traitement chirurgical (E. d'origine traumatique), soit par un traitement

(1) Pour que la liqueur de Boudin soit bien supportée, il faut mélanger la quantité à absorber dans la journée à de l'eau sucrée que l'on absorbera par gorgées prises de temps à autre.

(2) Il ne faut jamais coucher les épileptiques, surtout ceux qui sont sujet aux attaques nocturnes, sur des lits de plumes où ils pourraient se trouver étouffés.

antidyspeptique, soit par des médications cardio-vasculaires, soit par des emménagogues... La deuxième est réalisée par une hygiène spéciale (pas de travaux intellectuels absorbants, pas d'excès, vie au grand air, régime et pratiques toniques et reconstituants) et surtout par l'emploi des bromures.

c) HYSTÉRIE (1). — Le traitement préventif est très important; mais une fois cette maladie aux formes si multiples réalisée, on n'a guère de prise que sur ses symptômes ; on s'attachera donc à gagner la confiance du malade, à le tonifier, à diminuer son impressionnabilité; il faudra surtout se garder de se moquer de lui et, au contraire, lui montrer que l'on est convaincu que, en dépit de leur absence de substratum anatomique, les maux dont il souffre sont réels et qu'on peut les guérir; après la confiance, on s'efforcera d'obtenir l'obéissance. Ceci fait, on mettra en jeu toutes les médications capables de tonifier l'organisme, d'agir sur l'impressionnabilité, de produire des suggestions utiles (antispasmodiques, électricité, hydrothérapie... trouveront donc leur emploi). Enfin, dans les cas très graves, l'isolement est souvent indispensable.

d) NEURASTHÉNIE (2). — Le traitement sera à la fois moral et tonique et parfois en outre symptomatique. Le premier est presque exclusivement représenté par l'isolement (à la campagne, dans un climat de demi-altitude, ou même à la mer, qui réussit souvent à ces malades, contrairement à ce qui se passe chez les hystériques). Le second consiste dans l'emploi des glycérophosphates, de l'électricité statique, de l'hydrothérapie (surtout chaude, hors le cas où on a combattre des troubles psychiques ou une

(1) Considérée autrefois comme une névrose d'origine utérine et confondue dans le chaos des maladies nerveuses, l'hystérie a été individualisée nettement par Charcot, qui a montré qu'elle comprend, en dehors de la grande crise, une série de troubles (paralysies, contractures, anesthésies...) dont les uns sont *passagers et bruyants* (accidents hystériques) et les autres *permanents et latents* (stigmates); ce sont ces derniers qui permettent le diagnostic.

(2) La neurasthénie n'est pas, comme on le croit souvent, une maladie nouvelle, elle a seulement été individualisée récemment : elle présente, d'une part des symptômes constants et caractéristiques ou stigmates (amnésie, aboulie, besoin de s'étudier confinant l'hypocondrie, asthénie neuro-musculaire, douleurs diverses : céphalée en casque, plaque sacrée, plaque cervicale) et, d'autre part, des symptômes secondaires inconstants ou accidents (vertiges, asthénopie accommodative, fausse angine de poitrine...).

asthénie musculaire excessifs). Le troisième comprend le traitement de la dépression (Kola...), de l'excitation...

e) MALADIE DE BASEDOW ou *goître exophtalmique*. — D'origine thyroïdienne pure pour les uns, névrose pour les autres, ce syndrome comprend le goître, l'exophtalmie, la tachycardie, le tremblement. Le traitement devra toujours être, chaque fois que nous le pourrons, dirigé contre la cause des accidents (affections gastro-intestinales, nasales, génitales, thyroïdiennes...). En outre, au moment des crises paroxystiques graves, la dyspnée et le cornage sembleraient nécessiter la trachéotomie, mais cette opération est alors très difficile et périlleuse ; on se contentera donc d'appliquer de la glace sur le cou et sur le cœur, de donner de la digitale à haute dose (70 à 90 centigr. de poudre par 15 centigr. de 1/2 heure en 1/2 heure) et même de faire inhaler du chloroforme ou de l'éther à dose anesthésique. L'accès passé, pour en éviter le retour, on emploiera les bromures, les valérianates, la belladone et l'électrisation (galvanisation du sympathique) et on s'aidera avec avantage de l'action des climats de demi-altitude et des cures aux eaux (chlorurées sodiques ou riches en acide carbonique) de Royat, Salins, La Motte...

Quant au traitement chirurgical (*sympathicectomie*), il devrait être réservé aux cas très graves sur lesquels on ne pourrait avoir de prise autrement.

f) MIGRAINE. — Sous ce nom nous décrirons, non pas tous les maux de tête indistinctement, mais seulement certaines espèces particulières, caractérisées par leur apparition paroxystique, par leur localisation spéciale (*hémicranie*) et par leur association à d'autres symptômes (vomissements...) (1). Un traitement pathogénique pourra souvent être pratiqué (cautérisation d'un cornet hypertrophié ou d'amygdales enflammées, correction d'une amétropie par des lunettes appropriées...). Quant au traitement symptomatique, il est variable selon les sujets : d'une façon générale, l'opium réussira dans les cas caractérisés par la pâleur de la face,

---

(1) Les uns la considèrent comme une névralgie, soit du trijumeau, soit du cerveau lui-même (cérébralgie), les autres comme un équivalent de l'accès épileptique, reconnaissant, comme lui, pour cause une décharge de toxines accumulées.

la quinine et les bromures s'il y a de la cyanose; d'autres fois on n'aura de succès que par certaines médications empiriques, le café par exemple. Dans les cas graves, il faut, à la façon de Lemoine, traiter ces malades comme des intoxiqués, c'est-à dire faire éliminer les toxines qui les imprègnent et diminuer leur formation par le régime lacto-végétarien (ou bien faiblement carné), les diurétiques (boissons abondantes), les stimulants intestinaux et les laxatifs. Le traitement général tonique (frictions, hydrothérapie tiède, bains, arséniate de strychnine) est un adjuvant précieux.

g) Spasmes fonctionnels. — Traitement tonique et en outre gymnastique ou massage. (Voir ces articles.)

6° — MALADIES MENTALES

a) Idiotie. — Le traitement comprend 2 parties : le traitement pédagogique, et le traitement physique; celui-ci est quelquefois d'ordre pathogénique, comme dans l'idiotie myxœdémateuse (1), mais le plus souvent il comprend seulement « les moyens destinés à combattre, non pas l'absence ou le développement incomplet des facultés mentales, mais l'état cachectique, souffreteux, qui existe plus ou moins marqué chez eux et qui, lui aussi, est attribuable aux conditions défavorables de l'évolution des centres » ; on tonifiera donc l'organisme, on favorisera le développement physique, on combattra les états diathésiques (scrofule, rachitisme)...

b) Folie. — Certaines formes (*folie paralytique*) sont incurables, d'autres peuvent, au contraire, guérir. — Dans tous les cas, le traitement sera double : physique et moral. Le traitement physique sera parfois pathogénique (traitement mercuriel intensif dans la paralysie générale, traitement bromuré dans la folie épileptique), mais le plus souvent il est soit purement empirique (isolement, traitement réconfortant et réparateur, révulsion et dérivation),

(1) Il est important de savoir reconnaître l'idiotie myxœdémateuse puisque l'on possède dans l'opothérapie un traitement souvent efficace : elle se manifeste ordinairement après le sevrage, souvent à la suite d'une poussée infectieuse, et est caractérisée par certains stigmates physiques pathognomoniques : bouffissure et aspect lunaire de la face; téguments jaunâtres, épais, non dépressibles, glabres, squameux; persistance indéfinie de la fontanelle antérieure, nanisme; pseudo-lipome sus-claviculaire; hypothermie...

soit symptomatique (traitement de l'insomnie de l'agitation...). Quant au traitement moral, il est surtout représenté par le travail en plein air, et, d'une façon tout à fait exceptionnelle (tendances au suicide, refus d'aliments, stercorophagie...), par des mesures de sévérité.

c) INDICATIONS PROPRES A CERTAINES FORMES DE FOLIE. — a) *Formes avec excitation (manie, délire maniaque).* — C'était autrefois le cas type de l'emploi de la douche sur la tête et du tartre stibié à dose contro-stimulante ; aujourd'hui, on n'y use guère que de la balnéation prolongée. La principale indication est d'user largement de toutes les médications réparatrices en raison des pertes extrêmes subies par l'organisme.

b) *Formes avec dépression (hypocondrie).* — Il faut mettre en jeu la médication tonique (viande, fer, quinquina, amers, alcool), les moyens externes (révulsion par les bains sulfureux et sinapisés, électrisation), mais ce qu'il faut surtout, c'est empêcher les malades de se laisser mourir de faim ou de se donner la mort. En même temps, il faut bien se garder d'agir par la terreur, mais, au contraire, prodiguer au patient des consolations, des encouragements, des bons conseils et chercher à lui donner des distractions (travail, voyage), dès qu'il y aura un commencement d'amélioration dans son état.

c) *Hypocondrie.* — C'est un état fréquent « d'anxiété morale, non ou insuffisamment motivée, relative à la santé physique de celui qui en est atteint ». Pour le traiter, s'il existe véritablement un état morbide (troubles dyspeptiques, génitaux...) à l'origine des angoisses, d'ailleurs disproportionnées éprouvées par le malade, il faut tout d'abord le traiter par les médications appropriées. Mais, dans ce cas, aussi bien que dans celui ou la maladie est tout entière dans l'imagination du malade, c'est le traitement moral qui est tout : le médecin doit s'attacher à inspirer une confiance sans bornes, en se montrant à la fois ferme et doux, énergique et conciliant, et surtout en évitant de railler, de tourner en dérision son malade ; dans ces conditions, il lui sera facile de faire accepter et suivre ses conseils, ceux-ci consistant à préconiser des occupations régulières, des exercices (surtout l'équitation, qui nécessite une perpétuelle attention), les voyages.....